CURSO DE HERBODIETÉTICA

VOLUMEN PRIMERO

© Adolfo Pérez Agustí (2015)
ediciones masters@gmail.com

Lección 1

ÍNDICE

Lección 1

LONGEVIDAD Y NUTRIENTES BÁSICOS

Objetivos de la lección

El objetivo de esta lección es lograr que el alumno asimile el concepto de alimentación natural o saludable. Puesto que la lista de alimentos disponibles es inmensa, hemos incluido tablas y diferenciaciones muy claras para que usted mismo pueda evaluar la calidad de un alimento en poco tiempo.

También se incluyen los nutrientes básicos de la alimentación como el agua, la sal y el azúcar, analizando las diferentes manipulaciones que las personas y las empresas efectúan sobre ellos, habitualmente de manera inadecuada.

1. PUEBLOS LONGEVOS

Jfaf Lasuria, natural de Rusia y que llegó a vivir más de **ciento cuarenta años**, dijo que la fuente de la juventud se encontraba en cada uno de nosotros, pero que casi nadie sabe utilizar su propio cuerpo. Los científicos y expertos en alimentación, por su parte, en su intento de dar una dieta perfecta pero estándar, no tienen una idea tan filosófica de la salud y por ello tienen que rectificar periódicamente sus recomendaciones y conclusiones.

1.1. PUERTO RICO

Un intento de modificar la dieta de los habitantes de Puerto Rico, introduciéndoles carne de buey procedente de Argentina, trajo como consecuencia una disminución inmediata de la fertilidad de sus gentes.

Sin embargo, cuando se hizo lo contrario con los esquimales y se les disminuyó la ración tradicional de carne de foca y grasas saturadas, siendo sustituidas por **legumbres y cereales**, su índice de natalidad se triplicó. Esto nos lleva a una conclusión muy interesante, pues indica que en la naturaleza predomina por encima de todo, la supervivencia de las especies, factor que está ligado fuertemente a la salud de los individuos.

1.2. CÁUCASO

Los habitantes del Cáucaso siempre han tenido fama de fornidos, buenos jinetes y eficaces amantes de las mujeres, y llegan a sobrepasar con frecuencia los **cien años** de edad. Cuando llegan a los noventa años aún tienen ganas de volver a **casarse**, trabajan cuatro horas diarias e incluso se atreven todavía a ir de cacería. Un factor importante es que no necesitan trabajar para sobrevivir, ya que el gobierno les asegura una pensión digna y esto hace que se dediquen solamente a realizar aquellas labores que más les gusta.

En estas regiones la obesidad no se conoce y su régimen calórico apenas pasa de las **dos mil calorías**, incluso en épocas de frío o gran actividad. Comen **verduras y frutas** todo el año, carne una sola vez por semana, no toman sopas o caldos y nunca les faltan **tomates, pepinos, cebolletas** y **ajos**.

Utilizan con generosidad las hierbas, tanto para condimentar sus comidas como para curarse, y su ración diaria de frutas está compuesta básicamente de **manzanas, caquis, granadas** y **uvas**. Los productos lácteos fermentados -**yogur, leche cuajada**- sin ningún tipo de conservantes o condimentos, sustituyen frecuentemente al agua como bebida.

Siguiendo con la búsqueda de cuál es el alimento clave (aunque ya hemos encontrado algunos, como son la leche fermentada y la utilización de hierbas), sabemos que su ración de grasas la sacan de las nueces (70 por 100 de grasa), lo que les asegura una gran cantidad considerable de grasas poliinsaturadas. El azúcar blanco no lo prueban, el cual sustituyen por la miel, mucho más nutritiva y saludable. No les gusta beber té ni café y, sin embargo, beben un vino elaborado por ellos mismos de muy bajo contenido alcohólico, aunque en los días fríos utilizan con frecuencia el vodka.

1.3. HUNZA

Otro pueblo altamente saludable es el estado de Hunza, situado en el Himalaya, cuyos habitantes fueron inmortalizados en la novela *Horizontes Perdidos,* historia que posteriormente fue llevada al cine por Frank Capra.

Según el príncipe Mohammed Khan, hermano del emir, el secreto de su larga vida reside en la ingestión diaria de **albaricoques secos**, en los cuales se encuentra la preciada **vita-**

mina B15 o ácido pangámico, increíblemente prohibida en la mayoría de los países.

Situado a más de dos mil cuatrocientos metros de altitud, los habitantes de Hunza viven en casas de barro y piedra y tienen un régimen político poco democrático, aunque de leyes suaves. La edad media de sus habitantes sobrepasa los **noventa años** y es frecuente encontrarse con ancianos de hasta **ciento veinte años**, aunque el Gobierno se empeña en alterar las partidas de nacimiento de estas gentes, con el fin de que el resto del mundo deje de interesarse por ellos.

Como antes decía, los **albaricoques** forman la base de su dieta e incluso llegan a tomar la **almendra triturada,** siendo un sacrilegio para ellos tirarla, ya que en su interior está todo el secreto de su larga vida. La carne solamente la comen en los meses fríos del invierno, toman abundantes **frutas y verduras,** beben **agua purísima** de los glaciares y realizan **largas caminatas** diarias. El café y el té son sustituidos por **zumo de albaricoque** y los niños chupan la **almendra del albaricoque** en sustitución de caramelos. Lo curioso de este alimento es que los expertos occidentales han prohibido desde siempre el consumo de la almendra del albaricoque, alegando que contiene una cantidad apreciable de *cianuro*, precisamente lo que le confiere su sabor amargo.

Pero lo que no han explicado es que la presencia en nuestro organismo de la *betaglucosidasa* inactiva la toxicidad de ese *cianuro* orgánico y que la parte carnosa de la fruta contiene una enzima llamada *rodonasa*, la cual compensa los excesos de cianuro de la almendra.

La vitamina B-15, presente en la nuez del albaricoque, está prohibida sin causa justificable en muchos países

1.4. VILCABAMBA

Siguiendo con nuestro recorrido mundial llegamos al valle de Vilcabamba, situado a quinientos kilómetros de Quito (Ecuador), en el cual las mujeres alcanzan con frecuencia los **ciento veinte años** de edad y siguen dando a luz incluso a los cincuenta años. Su ritmo de vida es similar a los otros dos pueblos y consiste en una alimentación de no más de **dos mil calorías** diarias, **trabajo suave** pero continuo, aire y agua limpios, así como una dieta preferentemente **vegetariana**.

Es curioso que ninguno de los pueblos más saludables centre su alimentación en la carne.

En este pueblo viven unas dos mil personas y otras tres mil más en las laderas. Su temperatura apenas varía de los 20°, salvo por las noches que enfría algo. Al igual que en los otros dos pueblos, sus casas están construidas con material sencillo, *barro* y *piedras*, y todos sus utensilios de cocina están elaborados con barro y ninguno contiene metales perniciosos.

Su consumo de hierbas es alto y no faltan la **menta** y las **hojas de naranjo**, con las que se hacen infusiones que sustituyen al café. La alimentación está compuesta esencialmente de **queso, frutas** y **verduras, principalmente papaya, maíz, plátano, cebada, uva, tomate y avena**. El azúcar lo toman natural, sin refinar, procedente de la **caña de azúcar**.

Este pueblo no conoce la obesidad ni la calvicie, y los hombres son capaces de realizar el amor hasta pasados los noventa años, algo que les llena de orgullo. Para muchos, el secreto de tan larga vida y fecundidad está en una raíz llamada **yuca**, similar a la patata, la cual la toman diariamente hervida.

<u>Los pueblos más saludables no suelen contar con la presencia de hospitales tradicionales en sus cercanías.</u>

Conclusión

Estos tres pueblos que hemos comentado tienen entre sí unos puntos en común altamente clarificadores:

1.   Realizan ejercicio diario sin prisas; no compiten, solamente se mueven y trabajan

2.   Apenas comen carne animal

3.   Consumen frutas y verduras recién cogidas

4.   Su ingesta calórica nunca es superior a las dos mil calorías

5.   Apenas beben alcohol ni café, aunque elaboran sus propios aguardientes

6.   Hacen uso abundante de las plantas medicinales

7.   No toman azúcar refinado ni harinas blancas

8.   Viven en lugares donde la polución no se conoce

9.   No tienen que competir con otros pueblos

2. TABLA DE ALIMENTOS MÁS SALUDABLES

Evolución es el desarrollo de las cosas y organismos, por medio del cual pasan gradualmente de un estado a otro. Todas las especies y los organismos vivientes están sujetos a esta ley natural mediante la cual se adaptan a las **circunstancias adversas** y mejoran su propia especie.

El ser humano es una más entre las especies, pero en la escala evolutiva ocupa un lugar de privilegio, pues su adaptación al medio ha superado a cualquier otra.

Por ello, cuando queremos tener claro el concepto de alimento saludable para el ser humano debemos repasar nuestra propia escala evolutiva, pues simplemente con estos datos conseguiremos definir qué alimento es *natural* para nosotros, y cuál desaconsejable.

Para simplificar, el alimento más saludable, aunque ello no implique el más sabroso, es aquel que se encuentra más alejado de nuestra posición en esa escala de la evolución de las especies.

Preste especial atención a los siguientes puntos (los primeros puestos son los alimentos más perjudiciales):

ALIMENTOS PROCEDENTES DE PRIMATES

Como son los orangutanes, monos y gorilas, además del hombre. Aunque en occidente no se consuman alimentos procedentes de ellos, suelen ser comida habitual en otros lugares. Los *sesos de mono* y las *glándulas de gorila* constituyen un manjar en ciertas regiones de Asia y África, por mucho que nos escandalice.

Respecto a la carne humana, la historia y los pueblos han condenado siempre el *canibalismo*, no sin razón. Incluso la costumbre de comerse a los recién fallecidos es práctica reprobable en todo el mundo, no por cuestiones éticas ni religiosas, sino porque los curanderos de entonces sabían ya la incompatibilidad que existía al comer alimentos similares a nuestra composición orgánica.

ALIMENTOS PROCEDENTES DE MAMÍFEROS

Principalmente la vaca, la oveja o el caballo. Son muy parecidos a nosotros en cuanto a que tienen mamas y un período de gestación similar, por lo que al ocupar el segundo lugar **no se deberían comer**, ni ellos ni los subproductos que generen. No existen diferencias en cuanto al sexo del animal, ya que tan perjudicial puede ser comer carne de vaca, como de toro, buey o ternera. El mal no está solamente en la cantidad de grasas que su carne contenga, sino en la procedencia, aunque puestos a valorar la calidad del alimento el mal será menor en la medida en que exista menos cantidad de materia grasa, al ser éste el alimento más difícil de digerir. Por este mismo motivo, siempre será más perjudicial un trozo de *tocino o panceta* que una *morcilla*, valgan como ejemplo.

El *mal de las vacas locas* es un ejemplo más de la ignorancia del ser humano, al pretender convertir a un rumiante en un carnívoro. En el caso de las vacas la insensatez llegó al paroxismo al hacerle comer al animal miembros de su propia especie, en un intento demencial de convertirles en caníbales.

La parte más perjudicial de la carne de mamíferos es su alto contenido en grasas saturadas

ALIMENTOS QUE ELABORAN LOS MAMÍFEROS

Especialmente la **leche**, así como ciertas partes de ellos que no contienen carne, como ocurre con los huesos o la piel. Respecto a la leche de vaca, el alimento estrella para muchos expertos, debemos decir que es vital para los cachorros y terneros de esos mamíferos, pero no para el hombre.

El bebé humano debe consumir **leche de su madre**, no de un animal, por muy *"maternizada"* que nos la presenten. Una vez que la naturaleza retira la leche a la madre, el destete, el niño debería sustituir este alimento por otro igual de nutritivo, como por ejemplo los cereales.

La leche, por tanto, es **para los bebés**, pues los adultos carecemos de una enzima del aparato digestivo (también renal) llamada *renina*, la cual está presente en los niños y apenas en los adultos, manifestándose también cierta intolerancia a la lactosa.

En cuanto a los alimentos lácteos, **queso, yogur, kéfir**, al intervenir en su elaboración y fermentación ciertos microorganismos, se transforman ya en un alimento saludable y se pueden y deben consumir sin problemas.

ALIMENTOS PROCEDENTES DE LAS AVES DE CORRAL O SALVAJES

Son el primer eslabón apto para el consumo humano y aunque no constituyen el alimento ideal se pueden tomar con moderación, lo mismo que sus productos. No obstante, y como se ha demostrado en los trasplantes, ni siquiera los músculos procedentes de ellos están libres de producir rechazos, por lo que en primer lugar deberíamos concentrarnos en comer sus huevos, bastante más saludables que la carne. En ciertos países es muy apreciada la **carne de avestruz**.

Siempre es más saludable la carne de ave que la de mamífero

MAMÍFEROS PROCEDENTES DEL MAR

Básicamente la **ballena,** el **delfín** y la **foca**. Suponen un salto a una escala diferente en nuestra evolución, ya que cuentan con caracteres similares y hasta un comportamiento depredador y familiar parecido, aunque el hecho de vivir en un medio diferente al nuestro les hace más aptos para nuestro consumo. No obstante, y como quiera que son especies protegidas y existen otras alternativas para comer, evite consumirlos si puede.

REPTILES

Tienen alguna similitud orgánica con los humanos pues poseen *pulmones*, pero que no son aptos para el consumo. En este aspecto, la maldición bíblica que pesa sobre ellos no es una casualidad, ni fruto de la imaginación, orientándonos desde hace milenios para que no los comamos. Otros animales no venenosos, como la **tortuga marina**, se pueden comer, lo mismo que sus huevos.

GUSANOS

Es posible que la sola mención de ellos le resulte desagradable, pero hay quien los come, ya sea procedentes de la tierra o del mar. Si los come por error no se preocupe, no le pasará nada, aunque algunas especies pueden desarrollar los huevos en su intestino.

ANFIBIOS

Su consumo es más una moda exótica que una necesidad, por lo que no constituyen motivo de estudio serio y los puede comer si su paladar se lo permite. Entre ellos tenemos a las **ranas, sapos** y los batracios como las **salamandras**.

PECES EN GENERAL

Son el mejor sustituto de la carne de mamíferos y no aportan ninguno de sus inconvenientes, salvo que se **estropean** con velocidad de relámpago. Los puede consumir congelados y hasta crudos si es su gusto, pero tenga en cuenta que las **proteínas** solamente se digieren cuando se coagulan y para ello la acción del calor es la mejor solución. El **pescado azul**, de mar o río, es mucho más nutritivo que el blanco, aunque se debe tomar en menor cantidad. Como peces más saludables tenemos al salmón, la trucha, la caballa, el atún y el bonito.

Los pescados azules son más nutritivos y saludables, aunque no todo el mundo los tolera bien

MOLUSCOS

Entre ellos los **caracoles marítimos,** las **ostras,** las **almejas** y **mejillones**, así como los **cefalópodos, pulpos** y **calamares.**

Empiezan a estar tan alejados de nuestra escala evolutiva que son muy adecuados para la alimentación y no suelen dar rechazos ni intolerancias por su ingestión, siempre que se consuman sanitariamente frescos. Nos proporcionan abundancia de proteínas y sales minerales.

CRUSTÁCEOS

Como los **cangrejos** (de mar o río), las **langostas** o las **gambas**. No es una casualidad que la naturaleza les haya dotado de una coraza protectora y quizá nunca debieran ser un manjar para ricos o sibaritas de la cocina. El hecho de que sean muy caros no les otorga mayor calidad nutritiva que a una **patata**, por ejemplo. Si le sobra el dinero y tiene suficiente tiempo para pelarlos, no hay inconveniente en que los coma ya que no son perjudiciales, salvo en gran cantidad.

INSECTOS

No se horrorice si hablamos de los insectos como fuente alimentaria para el hombre, ya que quizá, en un futuro, constituyan la mejor y más abundante despensa para nuestros descendientes.

Salvo excepciones, cada insecto posee en su interior todos los nutrientes esenciales para la vida, sin faltar uno solo. Que le resulten agradables o no es otro asunto, pero quede claro que se pueden comer, salvo las **arañas** y **escorpiones**, artrópodos nada recomendables.

Tampoco son aptos para el consumo humano coleópteros como los escarabajos y la cantárida (utilizado como afrodisíaco), aunque en épocas de penuria y aislamiento han sido alimentos que han logrado mantener con vida a presos y habitantes de las cavernas.

Capítulo aparte están ciertos productos elaborados por las abejas, como la **miel,** el **polen** y la **Jalea real**, los cuales son un alimento de extraordinario interés para el hombre y que gozan de buenas propiedades curativas.

Otros insectos, como la mosca, no se consideran alimento válido para el hombre.

Las abejas nos aportan algunos de los alimentos considerados como milagrosos

ZOOPLANCTON

Se trata del conjunto de organismos animales y vegetales que flotan y son desplazados pasivamente en aguas saladas o dulces. Es el producto formado por animales marinos y aunque todavía no constituye un alimento generalizado, son la **gran reserva** para los seres vivos.

ALGAS

Provistas de clorofila, ya no son el **alimento perfecto** del futuro sino del presente, especialmente cuando el hombre deje de emplear grandes esfuerzos para mantener y comer animales terrestres en lugar de recoger las algas del mar, sin cultivo ni grandes costes económicos.

Existen las variedades pardas, verdes y rojas, así como de procedencia marina, río o lago. Contienen un 50% de su peso en **proteínas** de un **valor biológico** superior a la carne, además de **grasas, vitaminas y minerales**, tan concentrados que con poca cantidad de alimento cubrimos nuestras necesidades. Se podrían obtener sin esfuerzo hasta *cien mil millones de toneladas al año*, cifra muy superior a la de los vegetales. Las algas de agua dulce tienen mejor sabor, son más nutritivas, pero al ser de menor tamaño son más difíciles de extraer y algo más caras.

<u>Aunque las algas son un alimento idóneo para el hombre, aún no se ha encontrado un modo sencillo para cocinarlas</u>

VEGETALES

Su valor como alimento es igual al de las **algas marinas** aunque, como contrapartida, requieren mucho trabajo tanto en la siembra, como en el cuidado y recolección. Son casi **el alimento perfecto** para el hombre, aunque se necesita mezclarlos entre sí para conseguir todos los nutrientes necesarios.

Se pueden consumir **crudos** o manipulados, y su **tolerancia gástrica** es excelente lo mismo que el sabor, admitiendo toda clase de mezclas y son capaces incluso de **curar** la mayoría de las enfermedades del hombre.

No es cierta esa creencia de que los vegetarianos están anémicos, pues las personas que eligen voluntariamente comer solamente productos de la tierra suelen tener una cultura alimentaria muy superior a la media y no cometen errores en su alimentación.

Si su elección es consumir solamente los productos de la tierra es una elección sabia, pero procure que sean **integrales** o al menos poco manipulados.

Lávelos bien para eliminar los tóxicos ambientales y cómalos **crudos** o **poco cocinados**. Salvo con algunos alimentos como las **espinacas**, no tire nunca el agua de la cocción y añada un poco de sal para que se cocinen mejor.

SEMILLAS

Son el **alimento perfecto** para la mayoría de los seres vivos, incluido el hombre. Contienen todo lo necesario para la vida, no son necesarias grandes cantidades para alimentarnos, se desarrollan al abrigo de la contaminación ambiental, se conservan durante largas temporadas sin deteriorarse y se pueden comer enteras, sin manipulación ni cocción alguna.

Cualquier ser humano podría **sobrevivir** perfectamente a partir de semillas. El **polen** y las semillas de casi todas las **flores** y **frutas**, solamente requieren una buena masticación o trituración previa para que se digieran y absorban en su totalidad.

3. NUTRIENTES BÁSICOS

3.1. EL AGUA

Este elemento, el segundo en importancia para la vida, no es valorado lo suficientemente por las personas, ni en ocasiones por los médicos, pues con frecuencia es sustituido por **leche, zumos** o **caldos** que, aunque igualmente saludables, no pueden aportar las virtudes imprescindibles que el agua posee.

La obsesión por perder peso es tal que numerosas personas suprimen el agua en un intento de quitarse los kilos que le sobran y para ello recurren no solamente a dejar de beberla en las comidas, sino a tomar **diuréticos** para eliminarla, **saunas** para sudar, **fajas** antitranspirantes para quitarse celulitis y mil tonterías más. El daño tan tremendo que estas modas están causando a la población no ha sido justamente valorado, e incluso hay quienes siguen diciendo que el agua en las comidas no es recomendable porque disuelve los ácidos de la digestión y que no es malo si la sustituimos por **vino** o **leche**. Lo cierto es que cualquiera que sepa la composición de los jugos gástricos (bilis, ácido clorhídrico, enzimas, etc.) se dará cuenta de que el agua no disuelve nada y que su presencia es imprescindible para asegurar un bolo alimenticio suficiente, así como para lograr que se realice el tránsito intestinal de manera adecuada.

El vino nunca debería sustituir al agua en las comidas.

Nuestro cuerpo contiene hasta un 75 por 100 de su peso en agua y su función principal es mantener en suspensión los enzimas y demás sustancias orgánicas de las células.

Cualquier reacción metabólica se desarrolla en presencia de agua, en la cual se encuentran suspendidos elementos subcelulares, entre ellos las mitocondrias, los ribosomas y el núcleo.

Al ser componente esencial de la sangre, el agua transporta todos los **nutrientes básicos** desde el intestino hasta cualquier lugar del organismo, así como el **oxígeno** combinado con la hemoglobina.

Los productos de desecho producidos por el metabolismo son transportados por el agua, pasando primeramente por el hígado para ser de nuevo neutralizados, terminando en los riñones desde donde serán evacuados al exterior. Solamente algunos componentes, como es el caso de las **proteínas sanguíneas** y las **enzimas**, vuelven a ser recuperados siempre y cuando no exista un exceso de ellos, como puede ser una abundancia de vitaminas, minerales o glucosa.

Este reciclaje de sustancias útiles es muy perfecto, aunque para ello es necesaria la presencia adecuada de agua y una buena función renal.

Regulador de la temperatura

El agua es nuestro regulador perpetuo de la **temperatura** y sin ella la producción de calor a causa de la combustión de los alimentos nos abrasaría en pocos minutos.

Por este motivo hay que tener cuidado en no dar alimentos pobres en agua a personas debilitadas o desnutridas y mucho menos a las que tienen fiebre, ya que las concentraciones de elementos sólidos en el organismo aumentarían grandemente con el peligro de su vida. Cuando una persona come poco, al menos que no le falte el agua, así estará asegurando su mecanismo de termorregulación y su temperatura será estable.

En presencia de fiebre, el mejor medicamento es el agua

Transpiración

La transpiración es un mecanismo autónomo mediante el cual eliminamos agua continuamente y así contribuimos a **depurar** el organismo a través de la piel.

Cuando es muy abundante la denominamos **sudoración**, que es un fenómeno a estimular y mantener, nunca a eliminar.

Si a causa de problemas internos la sudoración es muy abundante (habría que averiguar la causa), deberemos administrar **más agua** pero rica en **sales minerales**, con el fin de que se fije en el plasma y no sea eliminada con tanta rapidez a través de la piel.

En este sentido, las **aguas de mesa** *pobres en sodio* no son una bebida saludable, aunque la publicidad insista en que "*aligeran*".

Esta pobreza en el elemento básico del agua, el **sodio**, las hace menos recomendables para los niños, pues la carencia de minerales la aproximan mucho al agua de lluvia o a la nieve, tan puras que no son aptas para el consumo humano.

El agua, para que sea **saludable**, debe filtrarse a través de la tierra, absorbiendo así los **minerales**, y emplearse preferentemente cuando sale a través de las **fuentes** naturales.

Presencia en los alimentos

Afortunadamente para aquellas personas que no les agrada el agua, la casi totalidad de los elementos nutrientes contienen agua y así, por poner un ejemplo, la **carne** contiene un 60 por 100 de agua, el **pan** un 30 por 100 y las **frutas** un 90 por 100. La **leche** un 87 por 100 y el **queso** un 40 por 100. En el lado opuesto, las **almendras** solamente contienen un 5 por 100 y el **aceite de oliva** prácticamente nada.

Otra manera de obtener agua es a través del metabolismo, ya que tanto los **hidratos de carbono** como las **proteínas** se oxidan y producen dióxido de carbono y agua, eliminándose ambos por la respiración.

Este principio es el que permite al dromedario vivir largos días sin agua en un ambiente seco, ya que en su joroba almacena mucha grasa, la cual al oxidarse produce agua.

Cuanto más sólido sea el alimento que comamos, más agua hay que beber

Regulación interna

Nuestro organismo suele avisarnos mediante la **sed** de su carencia en agua, aunque en ocasiones este aviso a veces no aparezca y no sea suficiente fiarse de él. Diariamente nuestro organismo necesita eliminar las sustancias de desecho, sea en invierno o verano, y es posible que en momentos de mucho frío o en ambientes húmedos no aparezca la sensación de sed y creamos que no es necesario el agua. Por ese motivo, la cantidad mínima de agua que habría que beber, independientemente de los alimentos que comamos, debiera ser de **un litro** al día, aunque las recomendaciones actuales llegan a los **dos litros** diarios en circunstancias normales. Por supuesto, en verano y en ambientes calurosos o cuando hagamos deporte, se impone beber hasta **cinco litros** al día.

Una práctica altamente **peligrosa** es tomar una sauna **después** de realizar ejercicio, ya que a las pérdidas de líquido y sales minerales del esfuerzo habría que sumar posteriormente la eliminación forzada mediante la **sauna**, lo que provocaría sin lugar a dudas una deshidratación que, aunque momentánea, puede dar lugar a problemas serios. A corto plazo suelen darse lipotimias, y de continuar esta práctica aparecerán fenómenos de cristalización de los residuos disueltos y su depósito en articulaciones, tejidos o riñones. Las consecuencias ya se saben: cálculos renales, artritis, etc.

Deshidratación

La falta de agua en nuestro organismo es algo patente en la mayoría de las personas, lo cual no nos extraña dada la gran cantidad de refranes que existen hablando mal de ella, entre ellos los que la recomiendan solamente para lavarse o para los peces.

Así como la mayoría de las enfermedades degenerativas están producidas por una **dieta** errónea, la carencia de agua acrecienta estos problemas, ya que es el único medio de que dispone nuestro organismo para eliminar tanta cantidad de **tóxinas**.

La mayoría de las personas que manifiestan no beber agua casi nunca, están deshidratadas aunque no lo perciban

Las **proteínas** necesitan diluirse en agua para poderse metabolizar y los **hidratos de carbono** producen gran cantidad de calorías que por fuerza deben ser enfriadas después con agua. Por tanto, la piel **deshidratada** es una consecuencia directa de la falta de agua y ninguna crema grasa ni hidratante puede corregir lo que es solamente una deshidratación. Si nuestro deseo es mantener la piel tersa hay que beber **más agua**, no hay otro remedio más eficaz y sencillo... ni barato.

Necesidades individuales

Para saber si bebemos el agua necesaria no hay más que fijarnos en la cantidad de **orina** que expulsamos, la cual nunca debiera ser inferior a medio litro diario. Lo saludable sería **un litro**, pero esto solamente lo logran aquellas personas que siguen un régimen vegetariano bien llevado.

Mediante los alimentos ingerimos por término medio 1,400 litros y en las bebidas quizá un litro. Si tenemos en cuenta que la cantidad a eliminar correcta sería un litro por **orina**, 0,150 por las **heces**, 0,450 por la **transpiración** y 0,300 por la **respiración**, nos daremos cuenta de la facilidad para acusar carencia de agua.

Las pérdidas de agua pueden aumentar cuando el ambiente es muy **seco**, cuando estamos a gran **altura** sobre el nivel del mar, o en tiempo tan **frío** que incluso el vapor atmosférico se ha congelado. En esas circunstancias, nuestro organismo se ve forzado a eliminar aire caliente y húmedo, lo que aumentará las necesidades de agua, por más que el ambiente exterior nos haga creer lo contrario.

El mejor alimento diurético es la sopa de apio

Diuréticos habituales

Otra manera de eliminar agua es mediante el consumo de productos o bebidas que estimulen la función renal, entre las cuales están el **té** y el **café**, así como cualquier otra bebida que contenga **cafeína**. Los **espárragos** son un ejemplo claro de alimento diurético, al cual podemos recurrir cuando queramos eliminar más líquidos de los normales, como es el caso de ingestión excesiva de tóxicos o proteínas. La diuresis forzada puede ser muy útil si está bien controlada, ya que así depuramos el organismo, pero no hay que olvidar beber agua después para compensar estas pérdidas.

El **alcohol**, a pesar de contener agua, no es un medio para apagar la sed sino todo lo contrario y prueba de ello son los efectos de la resaca, durante la cual se siente una gran necesidad de agua a causa del gran consumo de alcohol (y, por tanto, de calorías) que hemos bebido antes. Los alcohólicos, por tanto, suelen ser personas perennemente **deshidratadas**, ya que mitigan su sed con un nuevo consumo de alcohol, en la creencia de que su

apetencia imperiosa de alcohol está producida por la drogadicción, cuando la mayoría de las veces es solamente una
necesidad de agua lo que su cuerpo requiere.

Si es usted una de esas personas que le gusta beber y dice que no
puede evitarlo, la próxima vez cambie su vaso de **vino** por uno
de **agua**; su síndrome de abstinencia desaparecerá pronto.

Deshidratantes

El **aire acondicionado** también es un factor más que contribuye
en verano a que la gente padezca sed crónica, ya que **absorbe
humedad** y llega a resecar el ambiente extraordinariamente.
Para comprobarlo no tiene nada más que conectar su aparato en
invierno cuando los cristales de su cuarto de baño estén
empañados de vapor. Al cabo de pocos minutos el vaho habrá
desaparecido, tal es la apetencia de humedad del aire
acondicionado.

Si, además, de trabajar usted en un ambiente acondicionado
suele beber **café** o **alcohol**, estará condenado a una pequeña
deshidratación continua y peligrosa. No se extrañe pues si
padece con frecuencia de **cálculos renales**, **hipertensión
arterial**, **varices** y piel con **arrugas** prematuras. Y si aún esta
deshidratación no le parece suficiente póngase todos los días de
sus vacaciones a tostarse bajo el **sol**. Si así lo hace, los
fabricantes de cremas antiarrugas se seguirán haciendo ricos con
personas como usted.

Las arrugas prematuras son casi siempre una señal de poca ingesta de agua

Otros errores

También existen otras maneras de padecer falta de agua, como
es el hecho de dar a los lactantes **leches** preparadas con una

concentración de polvo mayor de la recomendada, por aquello de que le alimente más.

También deshidratan las **papillas** muy concentradas, los sobres de **concentrados de proteínas** disueltos en poca agua o beber **zumos muy concentrados** sin restos de fibra (la cual evita que el líquido se expulse rápidamente.)

Otras causas son ponerse prendas con **tejidos sintéticos** que no transpiran y usar productos para impedir eliminar el sudor por las axilas y los pies, las dos partes de nuestro organismo más importantes en eliminación de líquidos.

Una advertencia, si tiene sed no beba agua de **lluvia** o de **nieve**, su pobreza en sales minerales es total y no son asimiladas adecuadamente por el ser humano.

Agua y deporte

El agua es también imprescindible para lograr buenas marcas deportivas y no puede ser sustituida por ningún otro líquido, mucho menos si éste contiene **alcohol**, como es el caso de la **cerveza**. Sin la presencia del agua el organismo del deportista se ve imposibilitado para eliminar la gran producción de calor generada y tanto el proceso **energético** como el **depurativo**, se ven seriamente afectados.

Hay que beber agua abundantemente **antes** del ejercicio, **durante** éste si es muy prolongado (pero ahora con una pizca de sal) y **después** para reponer las pérdidas de sales. No existe inconveniente en que los deportistas tomen suplementos de minerales para cubrir sus pérdidas por el sudor, pero hay que tomarlos muy diluidos en agua y para ello hay que seguir al pie de la letra las recomendaciones de sus fabricantes o incluso añadir el **doble** del agua recomendada.

La temperatura del agua para beber es mejor que sea ambiental y **nunca con hielo**, ya que la absorción se realiza peor cuando está demasiado fría. También es útil realizar previamente algunos **enjuagues** por la boca antes de tragársela, ya que así la ponemos a la temperatura corporal y comenzamos a absorberla a través de la mucosa bucal.

Se debería beber agua incluso durante los ejercicios, aunque con un poco de sal

Aquellos deportistas que tienen por costumbre mitigar la sed mediante jarras de **cerveza** o vasos de **vino**, deberían saber que de esta manera acrecientan su problema, ya que el alcohol bloquea la liberación de la **hormona antidiurética**, HAD, la cual es imprescindible para regular la cantidad de agua corpórea y la proporción de sales minerales.

Aguas minerales

Las aguas minerales embotelladas suelen contener quizá una mayor riqueza de **elementos nutritivos**, pero lo más probable es que no sean mejores que la simple agua del grifo, ya que ésta procede del agua de río el cual, en su recorrido, recoge muchos más **minerales** que el agua de manantial.

De todas maneras, es difícil creerse que puedan existir tantos manantiales como para llenar tantos millones de botellas de **agua mineral**.

El único problema que nos puede hacer rechazar el agua corriente es su contenido en **cloro**, cuando es excesivo, así como las llamadas aguas **fluoradas**, en un intento de frenar la incidencia de caries. Esta última costumbre parece que va en declive, ya que la caries infantil sigue en aumento y, además, los efectos tóxicos del **flúor** empiezan ya a manifestarse en organismos debilitados y en los ancianos.

Cuando nos veamos en la necesidad de beber agua de dudosa procedencia lo mejor es mezclarla con **arcilla** y filtrarla después, ya que el tremendo poder bactericida de la arcilla elimina la mayoría de las bacterias **patógenas** de manera similar al **cloro**, el cual no está exento de peligro.

Añadir una gota de lejía por litro de agua es otra práctica recomendada por las autoridades sanitarias cuando la salubridad del agua no está asegurada, pero solamente deberemos recurrir a ella cuando no tengamos arcilla a mano.

Agua del mar

El agua marina es rica en **cloruro sódico**, **yodo**, **magnesio** y ciertos elementos biológicos muy diversos, por lo que en principio no tiene porqué ser perjudicial si la bebemos. El problema es que la concentración tan alta de cloruro sódico provoca posteriormente una deshidratación mayor, lo que con seguridad lleva a la muerte. De todas maneras, se puede sobrevivir bebiendo pequeñas cantidades de agua de mar, debidamente espaciadas.

Hervir el agua

Otra costumbre muy extendida es hervir el agua que vamos a añadir a los biberones de los bebés, en un intento de suministrarle agua bacteriológicamente pura.

Está tan extendida esta costumbre que hasta existen hervidores fabricados para tal fin, los cuales son recomendados por pediatras y farmacéuticos. Pero este hábito quizá tuviera su razón en épocas de guerra o hace cincuenta años cuando el agua no era tan potable como ahora, pero en la actualidad es un sin sentido que causa más daño que bien.

El agua hervida pierde por **evaporación** las sales más volátiles, así como el **oxígeno**, y llega a tener unas características similares al agua de **lluvia** o **hielo**, la cual todo el mundo está de acuerdo en que no se puede consumir, ya que no se absorbe y da lugar a retortijones abdominales.

Batir el agua, oxigenarla, antes de dársela al niño, restituirá en parte su contenido en **oxígeno**, pero no así en sus **sales minerales** originales, cuya carencia dará lugar a un sinfín de trastornos digestivos entendidos como gases, eructos, que los padres tratarán de mitigar administrando manzanillas o anises... elaborados con agua hervida.

Hervir el agua potable del grifo es una práctica innecesaria y, en ocasiones, perjudicial

Ningún niño tiene las defensas tan empobrecidas como para que su vida esté en peligro si toma agua del grifo pero, aunque así fuera, hervir el agua no serviría apenas para nada, ya que el E. Coli (la bacteria más presente en el agua) no se muere con facilidad y son necesarios **veinte minutos** de hervor para destruirla.

3.2. EL AZÚCAR

La desafortunada presencia en los mercados del **azúcar blanco**, así como su uso generalizado en **pastelería**, **bollería** y **refrescos**, ocasiona ya un daño en la población que abarca a varias generaciones.

Como una campaña publicitaria decía hace algunos años, nuestro organismo necesita azúcar (habría que hablar con más exactitud de glucógeno), aunque no precisamente ese azúcar blanco que nos venden.

Para saber un poco más sobre el azúcar, mencionaré primeramente las diferentes formas en que la naturaleza nos la presenta, pues existen grandes diferencias entre el azúcar blanco, el **azúcar moreno** y **la miel**, así como la que está presente en las **uvas**, los **dátiles** o la **remolacha**, por poner algunos ejemplos.

Diferentes tipos de azúcar

Azúcar moreno

(cantidad en 100 gramos)

Calorías: 356

Proteínas: 0,4

Grasas: 0,5

H. de carbono: 90,6

Calcio: 51

Fósforo: 44

Hierro: 4,2

Vitamina B1: 0,02

Vitamina B2: 0,11

Niacina: 0,3

Vitamina C: 2

Azúcar refinado

Calorías: 384

Proteínas:0

Grasas: 0

H. de carbono: 99,1

Calcio: 5

Fósforo: 1

Hierro: 0,1

Vitamina B1: 0

Vitamina B2: 0

Niacina: 0

Vitamina C: 0

Miel de abeja

Calorías: 306

Proteínas:0,2

Grasas: 0

H. de carbono: 78,0

Calcio: 20

Fósforo: 16

Hierro: 0,8

Vitamina B1: 0,01

Vitamina B2: 0,07

Niacina: 0,2

Vitamina C:3

En la presente tabla se ven ya las grandes diferencias entre los tres nutrientes y eso que no están incluidas todas las sustancias que contienen, pues se han excluido los **oligoelementos** y **enzimas**, así como una larga serie de sustancias sin capacidad nutritiva conocida pero que le confieren propiedades muy interesantes como medicamento.

Azúcar refinado

El azúcar refinado hay que considerarlo casi un producto químico a pesar de que sea un elemento calórico y que su procedencia sea natural. Este mismo ejemplo sirve para el vino, originariamente procedente de la uva, pero que cuando el ser humano lo somete a manipulación lo transforma en un elemento, al menos, no natural. La sacarosa está presente en cantidades limitadas en muchas plantas, incluso en varias palmas y en el arce de azúcar, pero la remolacha azucarera y la caña de azúcar son las únicas fuentes importantes para el comercio.

PROCEDENCIA

Sacarosa de la caña de azúcar

Una vez cosechados, los tallos de la caña de azúcar se separan de las hojas, machacándose y triturándose entre rodillos dentados para extraer un jugo que será rociado con agua caliente con el fin de disolver cualquier azúcar restante. El material restante aún sólido llamado bagazo se seca y es usado como combustible, mientras que al jugo extraído se le añade cal y se le somete a ebullición.

El azúcar moreno que nos venden no es integral, aunque conserva mejores propiedades que el blanco

La manipulación

Con este proceso se eliminan los ácidos orgánicos indeseados (de extraordinarias propiedades curativas) y el resto de las impurezas sólidas, momento a partir del cual se le trata con dióxido de azufre gaseoso para blanquearlo y se le pasa por prensas filtrantes. A continuación, el jugo se evapora en un vacío parcial, pasando a calentarlo hasta formar un jarabe espeso que contiene los cristales de azúcar.

Melaza

Este jarabe resultante se centrifuga y a través de unos orificios pequeños sale a presión la melaza, aún de color amarillento o castaño, considerándose ya como azúcar en bruto. Este azúcar se rocía de nuevo con agua para extraer la espesa melaza que aún queda adherida a los cristales y que le otorga el color castaño, pasando luego al siguiente proceso de blanqueado.

Blanqueado final

El producto obtenido aún tendrá que ser manipulado de nuevo, pues es hervido para evaporar cualquier resto de la preciada melaza y lograr con ello la cristalización de este líquido. En la refinería, el azúcar en bruto se disuelve de nuevo, se decolora (ignoro cómo lo hacen) y se vuelve a cristalizar con el tamaño deseado.

Cuando, por fin, se consigue, el proceso ha finalizado y el resultado es ese alimento tan blanco y limpio que todos conocemos.

Pero como los fabricantes son conscientes del valor nutritivo de esa melaza que tanto empeño pusieron en eliminar, la recogen adecuadamente y con ella fabrican etanol, ron, jarabe de mesa, condimento para los alimentos, y comida para los animales de granja.

Sacarosa de la remolacha azucarera

El azúcar que se obtiene de las raíces de la remolacha azucarera es la fuente principal de azúcar para la mayor parte de Europa y se cultiva extensamente en Rusia, Ucrania, Alemania, Francia y Polonia, siendo sus mayores productores Brasil, Cuba, Kazajstán, México, India y Australia.

El proceso de elaboración es similar al de la caña de azúcar, pues después de quitar las hojas y los tallos, las raíces se cortan en briznas y se trituran para extraer el jugo y apartar la pulpa. Después de la extracción, se le añade cal al jugo, continuando con el proceso de blanqueado que antes mencionamos.

Blanquear el azúcar es una práctica irracional que nos ocasiona daños a la salud

Problemas ocasionados por el refinado del azúcar

Para metabolizar la sacarosa presente en el azúcar blanco se necesita la presencia de la vitamina B1 y el calcio, dos componentes que se encuentran en el azúcar moreno en la cantidad necesaria para cumplir esa función.

El déficit de vitamina B1, ocasionado por el aumento en la demanda orgánica, es más importante en verano a causa de las pérdidas de sudor y el consumo de helados y refrescos azucarados. Ello produce una serie de trastornos del sistema nervioso, como depresión, pinchazos difusos, hormigueos, tics o palpitaciones, que nunca serán atribuidos a un exceso de azúcar refinado y serán tratados con el nombre de "nerviosismo".

La universal caries

La caries es otro de los problemas más extendidos mundialmente y cuya causa parece aún no estar clara, aunque se habla de alteraciones en la flora bacteriana, acidez bucal y sarro dental como algunas de las causas más reconocidas. También se consideran factores determinantes la carencia de flúor, calcio y consumo de azúcares.

Lo cierto es que ni los dentífricos con flúor, ni las revisiones periódicas al odontólogo, ni la alimentación más abundante, han solucionado el problema, pues los niños siguen teniendo caries casi igual que antes. La verdadera causa, el abuso de los azúcares refinados, no parece ser tenida en cuenta, aunque es la causa más directa.

Los dulces azucarados poseen una capacidad de adherencia al diente muy alta y esto motiva que se genere una gran acidez, en primer lugar, y posteriormente el desarrollo de una flora bacteriana patógena.

Ahí comenzaría el proceso de alteración del esmalte dental, el cual se agravaría por la poca afinidad del calcio para fijarse en el diente. A partir de entonces, una serie de trastornos en cadena se vendrían a sumar a los dentales: intolerancia a la glucosa, obesidad, estreñimiento, acidez de estómago, etc.

Un hecho que parece no ser tenido en cuenta es que las personas vegetarianas no suelen padecer falta de calcio y que la caries es más habitual en gentes que residen en las ciudades, consumidoras de productos refinados, que las que viven en zonas rurales. Incluso los perros y animales de compañía domésticos también padecen caries si consumen los alimentos sobrantes de sus amos. Lo curioso del caso es que, siendo el azúcar un elemento energético, sus consumidores habituales no suelen poseer mayor resistencia al ejercicio que quienes no gustan del azúcar y, en cambio, manifiestan gran apatía, músculos fofos, y son propensos a las fracturas óseas.

Otras enfermedades causadas por el consumo de azúcar refinado

A esta suma de trastornos habría que añadir el aumento de infartos de miocardio y la producción de cálculos biliares en las personas consumidoras de azúcar refinado.

La hipotonía muscular infantil, la proliferación de amigdalitis y demás enfermedades típicas de la infancia, así como la deficiente curación de la poliomielitis, son otras consecuencias de este consumo desproporcionado de productos refinados. Un reciente estudio demostró, además, que las enfermedades infecciosas infantiles tardaban más en curarse cuando el enfermo ingería alimentos azucarados refinados.

Un factor que acrecienta los problemas del azúcar es consumirlo junto a otros carbohidratos igualmente refinados y aún más en presencia de grasas, y no hay que olvidar que la mayor parte de los productos de pastelería contienen una cantidad importante de manteca de cerdo para darles consistencia.

La administración conjunta de estos nutrientes produce una lentitud en la metabolización del azúcar, lo que da lugar a que se puedan transformar en grasas y depositarse en el tejido adiposo.

<u>Mezclar grasas animales con azúcar blanco es una práctica errónea que daña la salud.</u>

Por último, el consumo de azúcar refinado da lugar a otras alteraciones, entre las cuales están: el acné juvenil e incluso de adultos, agudización de las varices, infecciones intestinales, diabetes, úlceras gástricas, etc.

Otros tipos de azúcares

Fructosa

Azúcar altamente levógiro obtenido mediante la acidificación de la inulina, y que aparece junto con la glucosa en las frutas dulces y en los jugos de frutas.

Sacarosa

Es el azúcar normal de mesa, extraída de la remolacha azucarera o la caña de azúcar. Es soluble en agua y ligeramente soluble en alcohol y éter, cristalizando en agujas largas y delgadas.

Ciclamato

Es 30 veces más dulce que la sacarosa; se usan tanto la sal sódica como la cálcica en toda una variedad de alimentos.

Aspartamo

Derivado de un aminoácido, es unas 200 veces más dulce que la sacarosa, siendo muy utilizado en refrescos, preparados para postres y como edulcorante de mesa. Contiene fenilalanina.

Sacarina

Polvo blanco cristalino, sintético, que en estado puro es 550 veces más dulce que el azúcar de caña y en su presentación comercial posee un poder edulcorante 375 veces mayor que el azúcar, pero tiene un regusto amargo. Se elabora a partir del tolueno, un hidrocarburo presente en el alquitrán de hulla.

La sacarina es más perjudicial que el azúcar blanco

Acesulfamo-K

Producto sintético unas 200 veces más dulce que la sacarosa. No se metaboliza y se excreta sin alteración alguna.

Taumatina

Proteína extraída del fruto africano llamado katemfe o 'fruta milagrosa de Sudán'. Es unas 1.600 veces más dulce que la sacarosa.

Stevia

Además de ser una planta que se cultiva muy fácilmente en casa, la Stevia es un vegetal que tiene multitud de propiedades medicinales.

3.3. LA SAL

De ser considerado uno de los alimentos básicos para la salud humana y utilizarse como pago de los servicios prestados (el salario), ha pasado a ser considerado un elemento a eliminar de los alimentos. Ya nadie se acuerda de aquellas épocas en que los soldados partían a las guerras con su ración de sal.

Ahora, sus efectos curativos han quedado tapados y en su lugar se dice que produce un sinfín de enfermedades, e incluso los naturistas abogan por una supresión de la sal de cocina, alegando que con los alimentos ingerimos suficiente sal.

Imprescindible

La sal es imprescindible en nuestra alimentación y no resulta recomendable suprimirla en su totalidad, ya que es necesaria para la vida. Hay que tener en cuenta que la naturaleza no es tan desproporcionada como para que algo tan poco útil exista en tan grandes cantidades. El aire, el agua, la tierra y la sal son elementos que se encuentran por doquier, con abundancia, y que existen independientemente de que el hombre intervenga o no.

Su misión es asegurar la supervivencia de los seres, no dañarles. La abundancia de sal en la naturaleza es, por tanto, una necesidad vital.

Las mayores controversias se suscitan en averiguar cuál es la cantidad necesaria mínima para sobrevivir, qué cantidad debemos aumentar según sean las demandas corporales, y en qué proporción se debe disminuir en algunos enfermos.

El sodio contribuye al proceso digestivo manteniendo una presión osmótica adecuada. Además, fomenta la producción del ácido clorhídrico y en colaboración con el potasio regula los líquidos de las células. Impide la salida excesiva de los líquidos corporales, manteniendo la excreción renal en unos niveles óptimos y con su presencia en el interior de la célula colabora en la transmisión del impulso nervioso.

Sal purificada

La sal común de cocina es una sustancia obtenida a partir de la sal marina y que mediante un proceso de cristalización y secado se la separa del resto de los componentes. Este proceso, que antaño no se realizaba, pues la gente consumía sal sin refinar, fue elaborado por los comerciantes para evitar que la sal se apelmazara en los recipientes, ya que sus propiedades higroscópicas le conferían la propiedad de absorber y retener agua. La sal pura, por tanto, se reconoce porque se conservaba muy poco tiempo suelta, pues en el proceso de purificado se pierden elementos importantes.

Hoy día las cosas están claras y, sin embargo, la sal que nos suministran sigue siendo cloruro sódico puro, sin más, e incluso la sal refinada de mesa ha sido sometida a un nuevo proceso de blanqueado y triturado que la hace aún más desequilibrada y dañina.

En épocas de fuerte calor hay que aumentar la ingesta de sal.

Sal marina pura

En su origen, la sal extraída del mar contiene cloruro sódico, magnesio, yodo, oro, cobre, níquel y cobalto. Esto la convierte en un alimento precioso y hasta cierto punto imprescindible para la alimentación humana, siempre y cuando la tomemos sin refinar, pura. Al agua de mar cada vez se la empieza a considerar como un sustituto de la sangre artificial y en la sal marina están incluidas la mayoría de las virtudes y compuestos del agua.

El llamado Plasma Quinton, cuyas características con nuestra sangre son notorias, es una mezcla de agua de mar y manantial. Con ella se han podido salvar ya muchas vidas, quizá con bastante menos riesgo que administrando transfusiones de sangre.

La sal marina se comporta como un organismo vivo, similar a la arcilla, y es capaz de atraer sustancias cargadas de radiaciones negativas y eliminarlas a continuación por los canales normales. A una persona débil, enfermiza o con anorexia rebelde, se le debería administrar sal marina, antes de probar con otras soluciones químicas.

LA SAL COMO ELEMENTO CURATIVO

Conservante

Desde los tiempos lejanos se conoce su influencia para desinfectar heridas, tratar contusiones o conservar alimentos, así como son también conocidos los beneficiosos efectos del agua de mar en la curación de enfermedades o simplemente en la revitalización de las personas. Esta acción no se debe, como se pensaba, exclusivamente a la acción del sol, ya que los baños en los ríos no tienen las mismas virtudes.

Carencia de yodo

Las personas con afecciones en el tiroides, sobre todo el bocio, notarán una mejoría espectacular con los baños de mar, así como aquellos que tengan una glándula tiroidea hiperactiva, la cual les exige aportaciones extras de yodo. En el supuesto de que no puedan acudir al mar con regularidad, pueden darse baños en casa con el agua enriquecida o aplicarse compresas igualmente ricas en sal marina pura.

Edemas

Otra aplicación, tan lógica como la anterior, es para eliminar los edemas de los tobillos o aliviar las contusiones.

Dadas las propiedades higroscópicas que tiene la sal, es lógico comprender que pueda absorber la humedad o los líquidos próximos a ella, y para esto bastará con aplicar cataplasmas secas de sal en los lugares concretos.

Cepillares los dientes una vez a la semana con sal marina es una buena manera para fortalecer las encías y blanquearlos

Mucosidad

Los médicos suelen recomendar que se utilice agua salada para quitar las mucosidades de los recién nacidos, así como realizarles lavados de encías cuando las tienen delicadas o sangrantes.

Unas gotas de agua salada en la nariz suelen bastar para despejar una nariz obstruida y no existe problema en repetir la operación cuantas veces se quiera.

Otros

Suplementos adecuados de sal marina en nuestra alimentación darán una fortaleza notoria a las glándulas endocrinas, especialmente el tiroides.

Para curar un forúnculo o un absceso, es útil mezclar arcilla en polvo y sal marina, mezcla que se aplicará en forma de ungüento en la parte dañada, al principio caliente para activar el proceso y después frío.

Y si quiere tomar un baño estimulante que le quite el cansancio pertinaz, añada medio kilo de sal marina a la bañera y hojas de romero. Permanezca mientras el agua esté tibia y antes de salir enfríela unos segundos.

Otras aplicaciones no menos importantes:

Para blanquear los dientes
Eliminar la caspa rebelde (aclararse con agua salada)
Diarrea (mezclada con zumo de limón)
Ataque epiléptico (introducirle sal en la boca.)

4. PRINCIPALES HIDRATOS DE CARBONO

Se dividen en dos grandes grupos, que son: los carbohidratos simples (los azúcares) y los complejos, como el almidón y la celulosa.

AZÚCARES

Monosacáridos

Entre los monosacáridos están la glucosa, fructosa y galactosa. La glucosa la podemos encontrar en las uvas, las frutas y la miel, y la fructosa (cuyo metabolismo no depende la insulina y puede ser utilizada por los diabéticos) también aparece en las frutas y la miel.

Disacáridos

Los disacáridos más importantes son: la maltosa (glucosa más glucosa), presente en la malta; la sacarosa (glucosa más fructosa), conocida como azúcar común y que se extrae de la remolacha o la caña de azúcar, y la lactosa (glucosa más galactosa), presente en la leche.

Polisacáridos

Los polisacáridos principales son dos: el almidón, que se encuentra en los cereales, tubérculos y leguminosas, el cual tiene un tamaño molecular mayor que los monosacáridos, y la celulosa, alimento insoluble e indigerible por el ser humano y que se encuentra en todos los alimentos vegetales integrales.

La presencia de ciertas bacterias o de protozoos en el tubo digestivo de otros animales permite que pueda ser utilizada como buen elemento energético.

Los almidones se encuentran en el maíz, arroz, patatas o mandioca, por ejemplo, y su digestión se inicia en la boca, al masticarlos y mezclarlos con la saliva.

La enzima amilasa descompone los almidones y los separa en glucosa, acción que solamente será frenada por los ácidos de estómago. Por eso, cuando queramos disponer de energía inmediata hay que ensalivar bastante tiempo los alimentos.

Una vez que esos alimentos pasan al intestino delgado se siguen descomponiendo en glucosa de una manera más lenta.

Su composición está basada en el carbono, hidrógeno y oxígeno, existiendo una gran diferencia en sus funciones, tanto en las nutritivas, como curativas, lo mismo que a la hora de establecer un régimen calórico adecuado.

Asimilación y metabolismo

La glucosa de la uva, la fructosa o levulosa de la fruta y la miel, así como la galactosa de ciertos vegetales y la manosa de algunas raíces, al tratarse de azúcares simples o monosacáridos son directamente asimilables, sin digestión previa y las diferencias entre ellos radican en su tiempo de absorción, siendo más lento para la fructosa y más rápido para la glucosa.

Por el contrario, la fructosa proporciona más cantidad de glucógeno y, por tanto, más energía utilizable, mientras que la glucosa tiene el inconveniente de ralentizar el tránsito intestinal.

La fructosa es un azúcar que suelen tolerar incluso los diabéticos

Todos los azúcares e hidratos de carbono, incluidos los almidones, al terminar la digestión se convierten en glucosa, la cual pasa a sangre por la pared intestinal mediante ósmosis, donde se encamina al hígado por el canal de la vena porta.

Merced a esta víscera, las concentraciones en sangre de glucosa se mantienen estables, siendo almacenado el resto en forma de glucógeno hepático, el cual quedará como energía de reserva para cubrir las demandas necesarias, sobre todo en los ejercicios violentos y rápidos.

Los hidratos de carbono complejos o polisacáridos deben constituir nuestra base alimentaria, ya que en ellos se encuentran los almidones y la celulosa, siendo su fuente de procedencia principal los cereales, tubérculos, las leguminosas y las hortalizas.

Composición en hidratos de carbono de algunos alimentos

Pan blanco...................	64,4%
Almendra	19,6%
Azúcar blanco	99,1%
Carne vacuno	0,%
Patata	17,9%
Lechuga	2,9%
Huevo	2,7%
Leche	5,2%
Judía seca	60,8%
Naranja	10,5%
Arenque	0%
Aceite de oliva	0%

Los almidones proporcionan un aumento paulatino del azúcar en sangre, dando tiempo, por tanto, a nuestro organismo a segregar insulina, ya que su estructura compleja hace que se digieran más lentamente. Su digestión comienza en la boca (por eso estos alimentos hay que masticarlos bien), y al mezclarse con la amilasa -fermento presente en la saliva y el páncreas- se descompone en unidades de glucosa asimilables. Una vez en el estómago, los ácidos detienen este proceso, el cual se vuelve a reanudar cuando el alimento pasa al intestino delgado, en donde la presencia de nuevo de la amilasa pancreática lo descompone en glucosa.

Esta acción retardada para los hidratos de carbono complejos es lo que provoca unos niveles de glucosa prolongados, aunque no se puedan utilizar inmediatamente y sea necesario recurrir a los simples para conseguir energía rápida. La cocción de los almidones o la adición de malta acelera este proceso y será posible de esta manera conseguir un alimento energético rápido y de fácil digestión.

Existe otro glúcido, la **inulina**, presente en las alcachofas, el cual tiene una acción no determinada con exactitud, pero se le ha comprobado que es capaz de luchar contra la hiperglucemia inducida. Su aplicación en la diabetes sería un punto a tener en cuenta.

Aporte energético

En el grupo de los monosacáridos tenemos la sacarosa extraída de la remolacha, dando lugar al azúcar común o blanco, y la lactosa contenida en la leche. Ambos se componen de dos monosacáridos para ser absorbidos, lo que proporciona al final varios azúcares simples. Estos componentes se absorben con rapidez y su paso a sangre es muy rápido, ocasionando ventajas y desventajas, entre ellas:

<u>La uva es uno de los alimentos energéticos más saludables</u>

1.- Una absorción rápida proporciona energía inmediata, pero el hígado recibe un fuerte choque de glucosa, más de lo que puede transformar en glucógeno, y el páncreas se ve forzado a segregar más insulina. Todo esto de forma inmediata.

2.- El exceso imposible de procesar tiene que transformarse en grasa y ocasionar un déficit de vitamina B1.

Nada de esto ocurre cuando se toman alimentos hidrocarbonados complejos, ya que su nivel de absorción es lento y el organismo tiene tiempo de acomodarse y digerirlo. Por ello, tomar cereales y leguminosas es una forma de asegurarnos la salud y de no engordar, pues solamente la ingestión masiva de monosacáridos (recuerden: remolacha y leche) puede dar lugar a problemas.

Celulosas

Otro grupo importante de hidratos de carbono son las celulosas, las cuales tienen la propiedad de no descomponerse apenas mediante la acción de las enzimas digestivas, por lo que no pueden considerarse como una fuente de energía, a no ser en situaciones de carencias nutritivas en las cuales el organismo es capaz de digerirlas parcialmente. Solamente los rumiantes son capaces de descomponerlas y extraer de ellas los principios nutritivos.

Utilidad

Su mayor utilidad en el organismo es su riqueza en fibras dietéticas las cuales, precisamente a causa de no ser absorbibles, producen un aumento del bolo alimenticio muy fácil de absorber y las materias fecales residuales pueden eliminarse con facilidad.

Su carencia en la alimentación provoca residuos imposibles de metabolizar, tránsito intestinal muy lento, absorción de los azúcares demasiado rápido, digestión de las grasas dificultosa y adherencias en la mucosa gástrica.

A todo esto hay que sumar una mayor corrosión del ácido clorhídrico y una gran propensión a las enfermedades cancerígenas de origen digestivo.

Resulta una incongruencia eliminar el salvado del trigo y añadirlo posteriormente para elaborar pan integral

El refinado

El continuo refinado de los cereales, entre ellos la harina y el pan, ha dado lugar a una carencia en nuestra alimentación de fibras, de las cuales el salvado es sobre la que más atención se ha puesto.

La incorporación de la fibra al pan blanco, así como la recomendación de tomar salvado en copos, son algunos de los recursos que se están utilizando para mitigar la desnaturalización de nuestros alimentos. Lo lógico sería atacar al mal en su raíz y volver a entregar a los consumidores los alimentos en su estado natural, pero parece ser que en esto nos tropezamos con unas cadenas alimentarias difíciles de romper, aunque nos parezca incongruente quitar el salvado a la harina y luego volver a incorporárselo.

5. PROTEÍNAS: SOLAMENTE LAS NECESARIAS

5.1. DIFERENTES TIPOS

La masa de los músculos, vísceras, cerebro, nervios, piel, pelo y uñas, así como las fibras elásticas y de otro tipo que enlazan entre sí las células y los tejidos, están constituidas básicamente por proteínas. Son de muy diferente variedad, desde las duras queratinas del pelo y de las uñas, hasta la albúmina blanca de la clara del huevo.

Aunque existen millares de proteínas, se asemejan mucho químicamente y una característica común a todas ellas es su baja solubilidad. En el caso de la fibra muscular, los millares de átomos enlazados unos a otros les permite enrollarse en forma de resorte, acortando así el músculo, lo que a su vez se traduce en una enérgica tracción muscular.

COMPOSICIÓN

Su composición básica es de carbono, hidrógeno, oxígeno y nitrógeno, a los que con frecuencia se suman cantidades pequeñas, pero esenciales, de azufre y fósforo. Hay proteínas muy específicas, como la hemoglobina de los glóbulos rojos, que contiene hierro; la tiroglobulina de la glándula tiroides, que contiene yodo, o la caseína de la leche, que contiene fósforo.

Una forma de asegurarnos la absorción de algún mineral deficitario sería uniéndolo a una proteína, método conocido como quelación y que hoy día es la manera más racional de suministrar ciertos minerales a personas enfermas, en especial hierro y calcio.

5.2. LOS AMINOÁCIDOS

Lo que realmente caracteriza a las proteínas es el estar compuestas de otras unidades menores unidas entre sí, llamadas aminoácidos, siento éstos quienes en verdad se incorporan al organismo. Cuando se trata de formar un tejido nuevo o reconstruirle, se juntan de nuevo los aminoácidos para formar nuevas proteínas.

Principales aminoácidos

Los principales aminoácidos para el ser humano son: glicina, alanina, fenilalanina, valina, tirosina, leucina, triptófano, isoleucina, ácido aspártico, ácido glutámico, arginina, serina, histidina, treonina, lisina, cistina, prolina, cisteína y metionina. Existen otros aminoácidos, como la hidroxiprolina, la hidroxilisina, la monoyodotirosina y la diyodotirosina, que no son componentes esenciales del tejido muscular.

Su procedencia

Lo importante es el consumo de aminoácidos en cantidades suficientes, vengan de donde vengan y las diferencias estarían en la cantidad que contenga el alimento en cuestión y el resto de sustancias que acompañan a dicho alimento.

Por este motivo, no queda más remedio que inclinarse por la alimentación naturista, mucho más saludable que la cárnica, ya que si, a fin de cuentas, de lo que se trata es de asegurarnos nuestro aporte proteico, es mejor hacerlo con alimentos probadamente saludables.

Esenciales y no esenciales

Cualquier aminoácido, sea cual sea su origen, es idéntico a otro similar. El problema aparece cuando se habla de aminoácidos no esenciales, término injusto que diferencia los aminoácidos que el organismo es capaz de sintetizar, y por tanto no es necesario su aporte a través de la alimentación, y los otros, los esenciales, en el sentido de que debemos tomarlos en los alimentos, si queremos aportarlos a nuestro organismo.

Todos los aminoácidos son necesarios, tanto los esenciales como los no esenciales

CARNE VS. VEGETALES

Los defensores de la alimentación cárnica sostienen que la carne es imprescindible para el aporte de proteínas, ya que tiene mayor valor biológico, esto es, su riqueza en aminoácidos esenciales es superior a las verduras.

Esta teoría, mantenida desde el siglo XIX a causa de la visión subjetiva de un investigador llamado Liebing, ha causado mucho daño y pienso que nadie se ha preocupado de investigarla de nuevo.

Es cierto que determinadas verduras contienen menor riqueza de aminoácidos esenciales que la carne, pero esto no es aplicable al resto de los productos naturales. Por poner un ejemplo de algunos alimentos cuya riqueza en aminoácidos esenciales es superior a la carne, tenemos: la soja, el germen de trigo, el polen, la jalea real, la levadura de cerveza, las semillas de sésamo, el mijo y un largo etcétera.

COMBINAR LOS ALIMENTOS

Por otra parte, la combinación adecuada de los productos vegetales nos dará como resultado el que los vegetales nos puedan suministrar adecuadamente todos los aminoácidos que necesitamos. Mezclar cereales y legumbres, legumbres y semillas, leche con cereales o pan con queso, también nos asegurará una riqueza completa en aminoácidos, a lo que habrá que añadir una cantidad grande en aminoácidos no esenciales, que, aunque su nombre dé lugar a errores, son tan esenciales para el ser humano como los otros. La única diferencia está en lo dicho anteriormente: unos se pueden formar y los otros no, pero siempre y cuando se reúnan las condiciones idóneas para su formación, y esto no siempre es posible con la alimentación actual.

Combinando los vegetales podemos disponer de la adecuada cantidad de proteínas diarias

5.3. VALOR BIOLÓGICO DE LAS PROTEÍNAS

Una clasificación distinta para las proteínas es juzgarlas según sea su valor biológico y este valor está en función de su riqueza en aminoácidos esenciales. Cuanto más completa sea la proporción, más alto valor biológico tendrá dicha proteína, y en este sentido hay que reconocer que los alimentos cárnicos son superiores a la mayoría de los vegetales, salvo las excepciones mencionadas anteriormente. Pero este argumento aun así no es válido, ya que faltan dos motivos más para juzgar la preferencia de un alimento sobre otro: el primero es la NPU (utilidad neta de la proteína), y el segundo, cuáles son el resto de los elementos nutrientes que acompañan a una proteína.

DISPONIBILIDAD PROTEÍNICA

Las carnes, cuya riqueza en proteínas es alto, tienen, sin embargo, un nivel de NPU apenas de un 67 por 100 y esto quiere decir que sus proteínas, aun estando compuestas de todos los aminoácidos esenciales, no pueden ser absorbidas en su totalidad. El huevo, por ejemplo, alcanza unos niveles de aprovechamiento (NPU) del 94 por 100 y la leche del 82 por 100. Por este motivo, una persona que quiera renunciar a una alimentación cárnica nunca tendrá carencia proteínica, como hasta ahora se quería demostrar, ya que le bastará mezclar leche con cereales integrales o arroz con huevos, para asegurarse su ración necesaria.

OTROS NUTRIENTES ANEXOS

El segundo factor a tener en cuenta sería el resto de los elementos que contiene un alimento, y en este sentido la alimentación cárnica tiene todas las desventajas. Su contenido en grasas saturadas es altísimo, mientras que la alimentación vegetal es muy rica en grasas poliinsaturadas. Su contenido vitamínico y mineral es muy pobre comparado con la mayoría de los vegetales, así como también son deficitarias en hidratos de carbono complejos, aquellos que pueden ser metabolizados inmediatamente. Si a estos inconvenientes añadimos los residuos tóxicos que produce su metabolización (purinas, ácido úrico, etc.), tendremos pocas ventajas ya para seguir hablando de la carne como la única fuente válida de proteínas.

En sustitución podemos comer pescado cuyo valor biológico es muy alto, su NPU alcanza el 80 por 100, y posee una gran riqueza en grasas poliinsaturadas, calcio, fósforo, yodo, etc.

5.4. ¿CUÁNTAS PROTEÍNAS NECESITAMOS?

No hay una cifra exacta

Las cifras orientativas han variado mucho desde primeros del siglo XX, en donde se hablaba de la necesidad de casi dos gramos de proteínas por kilo de peso, lo que sin lugar a dudas motivó el comienzo del auge de la alimentación cárnica como única manera de asegurarse la salud.

Esta cifra desorbitada fue bajando poco a poco y durante bastante tiempo se mantuvo la cifra de un gramo por cada kilo de peso.

Nadie sabe a ciencia cierta el porqué de esta cifra; quizá porque su promotor pensó que dando una cifra redonda se podía calcular mejor las necesidades de cada uno sin necesidad de hacer números. ¿Pesas setenta kilos? Pues setenta gramos de proteínas. Lo cierto es que aún hoy día muchos médicos siguen hablando de esta cantidad y a ella se atienen.

En la mayoría de los países del primer mundo se consumen muchas más proteínas de las necesarias

PÉRDIDA DE LAS PROTEÍNAS

La única manera de conocer las cifras necesarias sería conociendo las pérdidas, pero aun así no podríamos estar seguros de su certeza, ya que el organismo es capaz de retener proteínas cuando hay gran demanda, como es el caso de insuficiente ingesta de hidratos de carbono o periodos de gran actividad física. Las personas convalecientes o recién operadas también demandan cantidades muy altas.

AJUSTAR A LAS NECESIDADES INDIVIDUALES

Haciendo caso a la conclusión sobre las pérdidas, tenemos que una persona con una actividad media necesitaría un mínimo de treinta y tres gramos de proteínas útiles para cubrir sus necesidades y nunca deberían sobrepasarse los cincuenta gramos diarios, salvo en las circunstancias mencionadas anteriormente.

FACTORES QUE AUMENTAN LAS DEMANDAS

Existen también otros factores que aumentan nuestras necesidades proteínicas, entre los que están: problemas emocionales (ansiedad, irritabilidad, dolor, tristeza), los cambios bruscos de clima, la sudoración abundante, el estrés, etc. También podemos acusar un déficit si nuestra alimentación es pobre en hidratos de carbono, circunstancia que se da normalmente en personas sometidas a regímenes de adelgazamiento, en los cuales se suprimen la mayoría de los hidratos de carbono y se sustituyen por alimentos cárnicos. Tremendo error que conduce a la enfermedad, la desnutrición y a una bajada de peso momentánea.

El consumo excesivo de proteínas produce, entre otros trastornos, aumento de la agresividad

LA CIFRA RECOMENDADA

Por todo ello, cifras superiores a 0,6 gramos de proteínas diarias no son necesarias y sobrepasarlas acarreará una serie de inconvenientes, como veremos más adelante.

Los alimentos más ricos en proteínas serían pues: las gelatinas, el hígado, la carne, el pescado, los huevos, la leche, la soja, la harina integral, el cacahuete, el yogur, las semillas de girasol, el germen de trigo, los guisantes, la avena, las patatas, el maíz integral, las legumbres y el arroz integral.

Como es fácil darse cuenta, la carne no es la única fuente válida para tomar proteínas.

6. LAS GRASAS

6.1. CLASIFICACIÓN BÁSICA

La mayoría de las grasas están compuestas de glicerol combinado con ácidos grasos y sus diferencias están a nivel molecular, en el sentido de su contenido en triglicéridos, esteroles y colesterol, así como fósforo.

Glicerol

El glicerol, o glicerina, es un líquido incoloro y dulce, el cual se emplea a menudo para fabricar bizcochos, aunque en este proceso también se le sustituye por el sebo de cerdo.

Muy higroscópico, soluble en el agua y en el alcohol, se obtiene saponificando las grasas por el vapor de agua sobrecalentado que arrastra los ácidos grasos y la glicerina, resultando una solución acuosa de ésta en la que sobrenadan los ácidos citados. Se obtienen también como producto secundario en la fabricación de los jabones y se purifica por destilación.

Ácidos grasos

Ácido graso es cualquiera de los ácidos orgánicos cuya molécula está formada por dos átomos de oxígeno y doble número de átomos de hidrógeno que de carbono. Los de mayor número de átomos de carbono, combinándose con la glicerina, forman las grasas. El ácido metanoico (fórmico), y el ácido etanoico (acético), son los ácidos grasos más simples y ambos tienen sabor amargo, irritan la piel y tienen un olor penetrante.

Otros ácidos grasos con estructura más complicada son el butanoico, el hexanoico y el octanoico, todos con un olor desagradable. Los ácidos esteárico, palmítico y nafténico son materiales grasientos que tienen poco olor.

Una fuente cada vez más importante de ácidos grasos es el tallol, un subproducto obtenido en la fabricación de la pasta de papel con madera de pino.

Ácidos grasos esenciales

Con el nombre de ácidos grasos esenciales se les denominó cuando se descubrió su importancia en la alimentación humana y su papel como emulgente de las grasas saturadas. Sin su presencia, se deteriorarían las membranas celulares y ningún tejido corporal estaría en buen estado.

Las grasas saturadas no podrían circular libremente en sangre, adhiriéndose rápidamente a las arterias y al tejido adiposo (ésta sería una de las causas primordiales de la obesidad y las enfermedades coronarias), y tampoco podrían formarse las prostaglandinas, una especie de hormonas vitales para el funcionamiento defensivo del organismo.

La costumbre de eliminar las grasas de alimentación, indiscriminadamente, sin tener en cuenta las diferencias entre ellas y su papel vital, acarrea un sinfín de problemas difíciles de resolver médicamente. Las articulaciones resecas, lo cual se confunde la mayoría de las veces como artrosis, los continuos desgarros musculares de los deportistas que no toman grasas y las dislocaciones frecuentes articulares al realizar un movimiento brusco, indican una carencia de materia lubricante.

Del mismo modo, la piel acusa pronto esa carencia de elasticidad, dando origen a la aparición prematura de arrugas, ocasionándose también una pérdida de la almohadilla que debe proteger el movimiento de órganos tan vitales como los riñones y el hígado. Estos problemas van unidos frecuentemente a una débil resistencia al frío y la falta de energía a última hora de la tarde.

Pero cuando se habla de la necesidad de consumir grasas no nos estamos refiriendo a las grasas saturadas de procedencia animal, sino a las grasas que se encuentran en los vegetales, ya sean saturadas, monosaturadas o insaturadas.

Lo importante es que la proporción, 1:7, en que se encuentren en nuestro organismo sea favorable a las insaturadas y que las saturadas puedan mezclarse adecuadamente con éstas. Suprimir, por tanto, el aceite vegetal de los alimentos cárnicos por aquello de no añadirles más grasa, es un tremendo error ya que, repito, hay grasas y grasas.

<u>Aunque las grasas saturadas también deben estar presentes en la alimentación, su consumo debe de ser mucho menor que el de las insaturadas</u>

Clasificación

Los ácidos grasos presentes en nuestra alimentación se pueden clasificar en dos grandes grupos: los ácidos grasos saturados y los insaturados. También hay un tercer grupo denominado como ácidos grasos monosaturados.

Saturados

Los ácidos grasos saturados son sólidos a una temperatura ambiente de 20° C y ejemplos de ello los tenemos en la manteca de cerdo, el sebo y la grasa de coco o palma. Deben su nombre de saturados al hecho de que sus átomos de carbono están saturados de hidrógeno.

Insaturados

Los ácidos grados insaturados, cuya estructura química posee uno o varios enlaces múltiples covalentes, se encuentran en los aceites vegetales, tienen una escasez de átomos de hidrógeno y son líquidos a temperatura ambiente. En este grupo tenemos los aceites de semillas, maíz, soja, girasol y cacahuete, así como los frutos secos y una gran variedad de productos vegetales.

Monosaturados

Cuando en un ácido graso falta un par de átomos de hidrógeno se le denomina ácido graso monoinsaturado, y cuando faltan varios, insaturado. El primer grupo sería una mezcla entre las grasas saturadas y las insaturadas, de las cuales el aceite de oliva es el mejor exponente, y en el segundo estarían comprendidos el resto de los aceites de semillas.

Otros

Fosfolípidos

Combinados con otras sustancias se encuentran ácidos grasos en forma de fosfolípidos (glicerol, más ácido fosfórico, más colina), los cuales forman parte de la estructura de las células y son un puntal básico de nuestra alimentación, sobre todo en la niñez. Las encontramos también en gran cantidad en el tejido nervioso, hepático y en la sangre. Forman parte esencial de todas las membranas celulares, siendo imprescindibles para el intercambio transmembranario, base de la actividad celular.

Omega 3

Igualmente importantes para la alimentación son los ácidos grasos esenciales, entre los cuales nos encontraremos con la gama Omega 3 (EPA y DHA), Omega 6 (ácido araquidónico), sin olvidar el Gamma linoleico.

El ácido Gamma linoleico se encuentra en las semillas de la Onagra

Los triglicéridos

El hígado es el responsable de transportar los triglicéridos y el colesterol en unas lipoproteínas de muy baja densidad, conocidas como VLDL. Una vez formadas, sufren diversos cambios y se originan entonces las temidas LDL.

La síntesis de las VLDL es un proceso continuo del hígado y depende básicamente de la cantidad de lípidos que existan. Por eso, cuando la síntesis de triglicéridos aumenta, bien sea por acumulación de materia grasa o glucosa, aumenta también la síntesis y secreción de VLDL.

Los aceites de pescado azul también contribuyen a la bajada de los triglicéridos.

La lecitina

Las lecitinas son compuestos presentes en la naturaleza y también en el organismo humano. Su nombre químico más correcto es de fosfatidilcolina, el cual es un conjunto de sustancias derivadas del glicerol, dos ácidos grasos y una molécula fosforilada.

Según la procedencia, la lecitina puede variar en su composición, siendo la procedente de la soja más utilizada por su alto contenido en ácidos grasos poliinsaturados integrados en fosfolípidos.

Composición de la lecitina de soja:

Fosfolípidos: (fosfatidilcolina, fosfatidiletanolamina, fosfatidilinositol) 40 por 100.

Ácidos grasos: (linoleico, linolénico, monoinsaturados, saturados), 60 por 100.

6.2. CONTENIDO EN GRASAS DE ALGUNOS ALIMENTOS

Esta sería una clasificación de los alimentos en función de su contenido total en grasas, tanto saturadas como insaturadas. En la medida en que el alimento sea de origen vegetal, así será mayor su cantidad de grasas insaturadas.

Aceites: 99%

Mantequilla: 85%

Almendras: 60%

Quesos fuertes: 30%

Carnes grasas: 24%

Pescados grasos: 17%

Huevos: 11%

Carnes magras: 9°/O

Leche entera: 4,5%

Pescado blanco: 1,5%

Legumbres secas: 1,5%

Cereales: 1,4%

Pan: 1,0%

Frutas secas: 0,5%

Frutas: 0,5%.

Manteca de cerdo: 10%

Mantequilla: 4%

Leche de vaca: 0,25%

7. LOS ACEITES

Entre los aceites vegetales las preferencias van hacia aquellos que se extraen de semillas y frutos, como son las aceitunas, los cacahuetes, la soja, la colza, el girasol, maíz, uvas y cocos.

Su obtención es muy sencilla, ya que basta con prensarlo en frío, lo que da lugar a un aceite de primerísima calidad, sin refinar, en el cual están contenidas todas las sustancias nutritivas y medicinales del fruto. Por desgracia, este procedimiento es lento y caro y actualmente solamente los agricultores amantes de los alimentos biológicos lo venden así.

El resto, el comercializado a gran escala, se obtiene mecánicamente, utilizándose en ocasiones disolventes para extraer todos los residuos y añadiéndole aditivos para que no se enrancie, ni huela en demasía. El resultado es un aceite limpio, que no produce humos ni salpica al calentarse, pero sin ningún parecido con el aceite sin refinar.

RESIDUOS IMPORTANTES

Lo curioso del caso es que a estos "residuos" no se les considera como tales y se les aprovecha para alimentar al ganado. Los naturalistas se han dado cuenta de la calidad de estos residuos y los reclaman como parte importante de su dieta, habiéndose conseguido que las proteínas y vitaminas desechadas en un principio pasen a enriquecer la alimentación infantil y que también se elaboren con ellas alimentos vegetales diversos, entre ellos la denominada carne vegetal.

La carne de soja, sin ir más lejos, es un producto residual riquísimo en proteínas de alta calidad biológica, así como en ácidos grasos insaturados, vitaminas E y F.

En cuanto a su contenido en ácidos grasos esenciales o grasas insaturadas, ésta sería la clasificación de los aceites prensados en frío:

Aceite de girasol: 65%

Aceite de soja: 60%

Aceite de germen de trigo: 52%

Aceite de oliva: 8%

El mejor aceite es el de germen de trigo, aunque su sabor es más intenso que los otros

7.1. SATURACIÓN

Mediante un procedimiento de hidrogenación, los aceites licuados de vegetales se vuelven sólidos y se les transforma en margarinas, llegando a tener cierto grado de saturación que les hace no tan aptos para la alimentación como estaban cuando eran líquidos.

Las margarinas actuales han desbancado enormemente a la mantequilla extraída de la leche y cada vez son más puras, no añadiéndose en algunas de ellas producto alguno de procedencia animal, como antes se hacía incorporándolas aceite de pescado. Esta separación trajo un nuevo inconveniente y es que carecían entonces de vitaminas A y D, lo que dio lugar a no pocos casos de raquitismo y hemeralopía. Desde entonces se adiciona con vitaminas A y D, además de suplementarlas con E.

Otros aceites menos utilizados son aquellos que se obtienen de los peces y entre los más apreciados están el aceite de ballena con el cual se fabrican cosméticos, lubricantes y margarinas, y el aceite de hígado de bacalao y halibut, que se utiliza para el tratamiento de anemias o carencias vitamínicas.

La guerra actual a las grasas constituye una moda más entre la población, la cual no distingue entre sus diversas clases, considerándolas a todas por igual perjudiciales. La frase de "coma usted menos grasa" es algo común en las consultas médicas, llegando a eliminarse primeramente los aceites de cocina, pero nunca el bistec; justo al contrario de lo que se debería hacer.

UTILIDAD DE LAS GRASAS

La misión de las grasas en nuestro organismo es variada. En primer lugar está su papel en la absorción de las vitaminas liposolubles (A, D, E, F y K), las cuales necesitan un medio graso para disolverse y así poder asimilarlas.

Una carencia drástica de grasas (menos del 10 por 100 del total de la dieta) provocaría rápidamente una deficiencia de vitamina A.

Otra misión de las grasas es su capacidad energética, siendo capaces de proporcionar el doble de energía que los hidratos de carbono, aunque esta producción de energía sea más lenta, dificultosa e incompleta que aquellos.

Lo cierto es que en esfuerzos prolongados o en los meses de invierno, la necesidad de grasas es notoria. Sin embargo, mezclar un hidrato de carbono con una grasa (un bocadillo de chorizo, por ejemplo), con el fin de asegurarnos energía inmediata y prolongada, no produce dicho efecto, ya que la grasa impide la rápida combustión del hidrato de carbono, con lo que su aporte energético inmediato no se realizaría. Las grasas, pues, hay que tomarlas aisladas de los hidratos de carbono.

Si un niño no quiere comer el bocadillo de chorizo, al menos que se coma el pan

Otra utilidad de las grasas, quizá la más olvidada, es su propiedad como lubricante, empezando en la masticación de los alimentos, pasando por su deglución y terminando en la formación de un bolo alimenticio de absorción paulatina.

7.2. CONTENIDO EN GRASAS SATURADAS

Carne de vacuno: 30 por 100

Ternera: 10 por 100

Carne de cerdo: 60 por 100

Quesos frescos: 4 por 100

Quesos curados: 30 por 100

Quesitos: 50 por 100

8. EL COLESTEROL

Esencial para la vida

El colesterol, aunque la mala prensa le considere una sustancia perjudicial, es uno de los productos biológicos más importantes que existen en el cuerpo humano. Su principal misión es la de servir de soporte para la elaboración de hormonas (preferentemente las sexuales), contribuir a la formación de los ácidos biliares y formar el sistema defensivo. Otra función, no menos importante, es la de regular la bicapa grasa de las membranas celulares y subcelulares, asegurando así su permeabilidad.

El colesterol no es ninguna sustancia grasa sino que es más bien un alcohol polivalente, siendo su contenido en sangre de unos doscientos cincuenta miligramos por ciento. Un exceso de grasas animales o una metabolización deficiente de éstas a causa de un déficit de grasas insaturadas, suele elevar los valores del colesterol hasta hacerlos peligrosos.

Segregado por la bilis, se mantiene en solución mediante los ácidos biliares y la lecitina, y cuando nuestro organismo nota un aumento de colesterol aumenta la concentración biliar en un intento de disolverlo, lo que provoca una cristalización que puede producir cálculos biliares.

Si el proceso continúa, el colesterol en exceso trata de ser eliminado a través de las arterias, lo que solamente puede conseguirse si la pared arterial está en buen estado, algo nada habitual en las personas comedoras cotidianas de grasas y proteínas animales.

Las consecuencias de esto ya son conocidas: enfermedades coronarias, arteriosclerosis, hipertensión, etc. Aunque no todo el mundo está de acuerdo en ello, no se trataría de disminuir los productos ricos en colesterol, como es el caso de los huevos y el queso, sino de aumentar la ingesta de grasas insaturadas, así como de vitamina E. Esto permitiría que las personas que van a seguir comiendo grasas animales no padecieran con tanta frecuencia los problemas por el exceso de colesterol.

La regulación de las tasas de colesterol depende más del buen funcionamiento biliar que de la alimentación

El colesterol y los triglicéridos no circulan libremente en el plasma, sino que se unen a proteínas para formar unos compuestos llamados entonces lipoproteínas y así poder llegar a los lugares adecuados.

LIPOPROTEÍNAS

Tres son las lipoproteínas más importantes:

1. Muy baja densidad (VLDL)

2. Baja densidad (LDL)

3. Alta densidad (HDL)

Las VLDL transportan las grasas del interior del cuerpo desde el hígado para su almacenamiento, o son degradadas rápidamente para formar lipoproteínas de densidad media (LDL). Al final de un largo proceso son aclaradas en el hígado en su mayor parte y otra porción contribuirá a la formación de las temidas placas de ateroma en los vasos sanguíneos.

ANOMALÍAS

Ya tenemos, por tanto, una de las causas del exceso de colesterol, el cual se puede originar por un aumento de la conversión de VLDL a LDL, o una disminución del aclaramiento de las LDL. En la medida en que esta lipoproteína sea más espesa, así será el riesgo de que se formen placas de ateroma en las arterias. Algunas de las causas que pueden originar esta anomalía son la obesidad, la diabetes o algún problema genético.

Otras causas más conocidas pueden ser la mala función hepática, el estrés y el exceso en la dieta de grasas saturadas. Aunque el colesterol puede ser degradado en el hígado y disuelto por las sales biliares, un exceso que provenga de la alimentación reduciría el número de receptores y aumentaría en el plasma, tanto el colesterol como las lipoproteínas de baja densidad.

Llegado a este punto, un organismo sano podría eliminar este exceso mediante las lipoproteínas de alta densidad (HDL), las cuales se unirían a las LDL y podrían circular libremente en sangre, evitando así que se adhieran a las paredes vasculares. Posteriormente serían eliminadas por vía biliar. El primer problema que surge es que la producción de HDL se suele agotar con facilidad si la dieta es rica en grasas saturadas.

Una cifra estándar del colesterol sanguíneo sería 180 más la edad

8.1. ALIMENTOS MÁS RICOS EN COLESTEROL

Si estos alimentos que vamos a ver, ya de por sí perjudiciales, los mezclamos entre ellos, la cantidad de colesterol que vamos a ingerir sería muy peligrosa.

Cantidad de colesterol por 100 gramos de alimento crudo:

Sesos: 2.300 mg

Higadillos de pollo: 200 mg

Yema de huevo: 1.600 mg

Caviar: 300 mg

Huevo entero crudo: 500 mg

Mantequilla: 250 mg

Riñones: 500 mg

Mariscos: 200 mg

Hígado de cerdo: 400 mg

Quesos grasos: 150 mg

Hígado de vaca: 350 mg

Carnes de vacuno: 70 mg.

Respecto a los aceites vegetales hay que decir que contienen una cantidad considerable de ácidos grasos poliinsaturados y menos de saturados, salvo la manteca de cacao, el coco y la palma, cuya proporción es al revés. El aceite de oliva es un intermedio entre éstos, ya que contiene también ácidos grasos monoinsaturados. Todos los aceites de semillas son ricos en vitaminas E y F.

OTRAS GRASAS

La manteca de cerdo se obtiene de los tejidos que rodean el estómago y los riñones, aunque también se puede obtener de la carne de vacuno y ovino. Para extraer la grasa se calienta la parte adiposa para licuarla y poderla recoger, procedimiento que se puede utilizar cuando queramos eliminar las grasas de la carne que vayamos a consumir.

La manteca de cerdo y el sebo, son dos alimentos altamente perjudiciales para la salud. El sebo es similar a la manteca, más concentrado, y se extrae exclusivamente del tejido adiposo del animal.

La mantequilla es otra grasa de procedencia animal que se obtiene de la leche mediante diversos procedimientos, como puede ser la centrifugación.

9. LOS CEREALES

(Nuestros maravillosos aliados)

Han constituido la base de la alimentación humana durante toda su existencia y aún hoy, a pesar del auge de la alimentación cárnica, son el puntal sin el cual la población pasaría hambre.

Sin embargo, hay dos cosas que no tienen sentido: la primera, que, sabiendo ciertamente que lo mejor es tomar los cereales integrales, ya que su riqueza en nutrientes es mayor, sus propiedades curativas son muy altas y su consumo no provoca enfermedades, no acabamos de comprender por qué se siguen refinando. Lo curioso del caso es que primero se les refina y después o bien se venden por separado los productos del refino (germen, harinas o salvado), o se les vuelve a añadir lo que se les había quitado anteriormente, como es el caso del salvado.

También es práctica común el añadir las vitaminas y minerales que se les ha extraído, convenciendo así a los consumidores de que están tomando un cereal sano.

Pero ni el salvado añadido convierte al pan blanco en integral, ni las vitaminas químicas pueden suplir a las orgánicas que contenía el cereal antes de ser blanqueado.

Lo razonable, lo verdaderamente saludable, es acostumbrar de nuevo a la población a que consuma los productos tal como la naturaleza se los ofrece. Blanquear, pulir, lavar y conservar un alimento es ciertamente perjudicial, nunca un avance de la ciencia.

El otro asunto irracional es que, mientras que la población mundial occidental se atiborra de alimentos cárnicos, otros países pasan hambre y desnutrición, y eso a pesar de que las cosechas de cereales en el mundo entero podrían bastar para nutrir correctamente a todos. La razón de esta incongruencia es que para conseguir un kilo de carne de vacuno se necesitan siete kilos de cereales. Lo lógico sería que se consumiese el primer eslabón de la cadena, el cereal, y no el producto resultante, el animal.

Pero mientras que la mayoría de la gente siga considerando a los cereales un alimento de segunda categoría, o pensando que una sopa de avena es un alimento para enfermos o vegetarianos, poco podemos avanzar.

Composición de un cereal

La parte que más se aprovecha de los cereales es el grano, el cual está compuesto por: el germen, el cual generará una nueva planta y a pesar de que su peso es de solamente el 3 por 100 del total, contiene más principios nutritivos que todo el resto, siendo especialmente rico en vitaminas del grupo B, vitamina E, ácidos grasos esenciales, aminoácidos esenciales y no esenciales, así como una gran variedad de otros nutrientes y enzimas.

Es rico en minerales como el fósforo, el potasio, magnesio y en menor proporción en calcio, hierro, manganeso, cinc, sodio, molibdeno y cobalto. El endoesperma, el cual constituye el 80 por 100 del total, es la parte que se consume normalmente. En su parte externa contiene grasa, hidratos de carbono y algunas vitaminas.

El salvado, o cubierta externa, que es el 17 por 100 del total del grano. Contiene cantidades pequeñas de aminoácidos, sales minerales y vitaminas del grupo B. Es saludable para la eliminación de los residuos alimentarios y previene de enfermedades del colon, incluido el cáncer. Separa las partículas de las féculas y facilita su digestión, dando a los enzimas mayor libertad para actuar sobre los hidratos de carbono. Por su contenido en flúor ayuda a mantener en buen estado la dentadura.

En la elaboración del pan blanco se eliminan totalmente el germen (rico en grasas que se pueden ranciar) y el salvado. Las razones que aún hoy se siguen esgrimiendo para hacer pan blanco son que refinándolo se conserva mejor y el sabor es más delicado.

Sobre la conservación habría que decir que antiguamente quizá tuviera un sentido práctico el refinamiento de los cereales, ya que tanto los almacenes como el transporte eran bastante deficitarios, pero hoy día ya no tiene sentido. Un pan integral se puede conservar el mismo tiempo que uno refinado. Y quitarle el salvado para posteriormente venderlo como fibra dietética es una estupidez, en la que colaboran los médicos, los cuales siguen recomendando a las personas que padecen de estreñimiento, divertículos, colesterol o colon irritable, consumir salvado, pero no recomiendan comer el pan integral, rico en salvado y más equilibrado que el blanco.

Por desgracia, un pan totalmente integral es difícil de consumir, ya que se toma duro, muy compacto y sacia con prontitud. Triturando cien kilos de grano se obtendrían cien kilos de harina integral, de color oscuro y riquísima en minerales, vitaminas y salvado, pero el pan elaborado así no suele tener buena aceptación.

Con un grado de extracción del 90 por 100 se logra una harina de un valor nutricional ligeramente inferior, pero, más manejable y con un producto resultante bastante atractivo de sabor. Éste sería el pan integral de mayor consumo.

Una extracción del 70 por 100 produce un producto final de peor calidad, el pan blanco normal, al que se le han eliminado el germen y el salvado, dejando solamente el endosperma. Por muchos añadidos que posteriormente se le hagan, nunca tendrá los mismos nutrientes que la harina integral.

El llamado pan de molde, incluso el que se vende como integral, no debe ser considerado un buen alimento dietético, ya que está elaborado con manteca de cerdo, algo muy lejos de la alimentación saludable.

Según nos llegan noticias recientes, la legislación española está obligando a sustituir todas las grasas animales de la bollería por otras vegetales.

PRINCIPALES CEREALES

Los más utilizados por el hombre son:

- El trigo.

- El arroz.

- La cebada.

- El maíz.

- La avena.

- El centeno

- El mijo.

El trigo

Es el cereal más antiguo de todos, al menos en cuanto a su utilización masiva. Contiene 326 calorías, 10,2 proteínas, 2,0 de grasas, 72,1 de hidratos de carbono, 2,3 de fibras, 42 miligramos de calcio, 400 mg de fósforo, 3,5 de hierro, 0,43 de vitamina B-1 y 0,11 de vitamina B-2.

No contiene vitamina A ni C.

Se le puede considerar como una buena fuente de energía y proteínas, siendo la cantidad de gluten que contenga lo que le proporciona la dureza y la cantidad de proteínas.

Debería ser la base alimentaria de todo el mundo y mucho más del deportista, ya que le proporciona energía inmediata y de reserva, es fácil de digerir y se presenta en múltiples formas.

Los macarrones, el pan, los tallarines, los fideos y numerosas tortas o productos de pastelería están elaborados con trigo. Mezclado con leche es un alimento completo y saludable para cualquier persona.

El centeno

De cultivo más reciente que el trigo y quizá derivado de la cizaña (una mala hierba), el centeno fue sustituido poco a poco por el trigo para la elaboración del pan.

Su contenido alimenticio es similar al trigo y consta de 334 calorías, 12,1 de proteínas, 1,7 de grasas, 73,4 de hidratos de carbono y 2.0 de fibra. Es muy rico en fósforo (376) y también contiene algo de hierro (3,7) y vitaminas B-1, B-2 y niacina.

Con el centeno se elabora el pan «negro» carente de gluten, el cual permanece fresco muchos días sin necesidad de añadirle conservantes. También se elabora con su harina pan crujiente bajo en calorías, rico en proteínas y algo laxante.

Mediante su fermentación se fabrica el *bourbon,* la ginebra y hasta whisky.

Una sustancia medicamentosa llamada cornezuelo del centeno, y que no es otra cosa que un hongo venenoso que vive como parásito en la planta y destruye el grano, sirve para preparar numerosas medicinas por su efecto dilatador uterino y vasodilatador periférico.

El centeno es rico en rutina, vitamina que proporciona unos

vasos sanguíneos fuertes y evita la fragilidad de los capilares. Esta propiedad le hace muy adecuado para diabéticos, hipertensos, encías inflamadas o sangrantes, sabañones y retinopatías diversas.

El arroz

Originario de la India, cuando pasó a Arabia fue considerado un alimento sagrado, surgido quizá de una gota de sudor de Mahoma.

Se conocen ya al menos veinticinco especies diferentes de él y más de cien variedades, aunque las más populares son las de grano corto, medio y largo.

Dotado de una cascarilla ligeramente dura, el arroz en su estado natural completo contiene 357 calorías, 7,2 de proteínas, 1,5 de grasas, 77,6 de hidratos de carbono, 14 de calcio, 231 de fósforo, 2,6 de hierro, vitaminas del grupo B, así como algo de cinc.

Sin embargo, cuando se le pule y elimina la cascarilla, los elementos nutritivos descienden a más de la mitad, convirtiéndose en un alimento desequilibrado. No contentos los «expertos» en alimentación con quitarle la preciada cascarilla (muy rica también en fibra, además de en vitamina B-1, le someten a una operación de lavado y posterior pulido mediante talco, con lo cual dejan un alimento poco interesante para el consumo humano. Aun así, la gente lo sigue prefiriendo al integral, ya que es más fácil de cocinar y su aspecto blanco agrada más a la vista. La única excusa razonable en contra del arroz moreno es que su almacenamiento es más reducido, ya que se puede conservar apenas durante un año.

Lo que actualmente se conoce como arroz contiene poco más que féculas.

Mezclado con otros nutrientes, como, por ejemplo, lentejas, tomate, leche o pescado, constituye un alimento muy completo y de fácil y pronta digestión.

El maíz

Este cereal no fue conocido en Europa hasta que Colón viajó a América y fue cultivado en los países del Mediterráneo. Al principio fue llamado el alimento de los pobres y eso que era considerado por los mayas y los aztecas como un alimento divino, llegando a venerar a la planta como a un dios.

El grano de maíz es bastante nutritivo y su contenido calórico es de 361 por cada cien gramos. El endosperma contiene mucha fécula, bastante proteína (9,4) y algo de grasa (4,3), rica en aceites esenciales. Es pobre en calcio y fósforo (aunque en proporción equilibrada) y bastante rico en vitamina A y B-1. Su aceite es rico en vitamina E. Aporta algo de magnesio y es deficitario en triptófano, un aminoácido esencial.

Del grano prensado en frío se obtiene un aceite dietético sumamente rico en grasas insaturadas, de gran utilidad en los regímenes de adelgazamiento, para la diabetes y preventivo de las enfermedades vasculares, tales como la arteriosclerosis. Protege la vaina de mielina que envuelve al sistema nervioso.

Con la harina se elaboran sobre todo flanes, natillas, gachas y puding. Las palomitas de maíz se preparan con el grano entero del maíz, por lo que conservan la mayor parte de sus nutrientes. También se puede encontrar en los herbolarios un producto llamado «polenta» muy digestible y nutritivo. Los "cornflakes" no son nada más que granos molidos y tostados, los cuales han perdido la mayoría de los nutrientes.

El almidón del maíz, además de su aplicación en las camisas, se utiliza para espesar salsas, aunque no tiene valor nutritivo.

La cebada

Éste es un antiguo cereal, ya utilizado en la época de los grandes faraones, y su uso en la alimentación humana está extendido por todo el mundo, aunque con preferencia en los países asiáticos.

En Occidente, la mayor parte se destina al consumo animal y el resto a la fabricación de la cerveza, malta, whisky, bebidas malteadas y sucedáneos de café.

La obtención de la malta se logra germinando los granos y secándolos posteriormente en un horno. El producto resultante es un grano que molido da una bebida similar al café, aunque sin sus inconvenientes.

Se convierte entonces en un buen desayuno, nutritivo, de fácil digestión, muy energético y sin excitantes, apto por tanto para niños, enfermos, embarazadas y cualquier persona que quiera una bebida saludable.

Con la harina se hacen pasteles y tartas.

Su composición es la siguiente: 348 calorías, 9,7 proteínas, 1,9 grasas, 75,4 carbohidratos, 55 mg de calcio, 341 de fósforo, 4,5 de hierro y cantidades menores de vitaminas del grupo B.

El mijo

El mijo fue considerado por los chinos como un cereal sagrado y aún hoy se consume en grandes cantidades en China del Norte en donde, ¿casualmente?, sus habitantes son de estatura mayor. También fue recomendado por Pitágoras y hasta por el mismísimo Atila, quien lo reservaba para él y sus embajadores.

Desaprovechado en la actualidad en favor de otros cereales más inferiores, el mijo es el más nutritivo de todos y el que más virtudes posee.

Su aporte calórico es de 327 calorías, 9,9 proteínas de un alto valor biológico con al menos diez aminoácidos esenciales, 2,9 de grasas con gran contenido en lecitina y 72,9 de hidratos de carbono. Contiene cantidades altas de fósforo (311), hierro (6,8), bastante vitamina B-1 (0,73) y abundancia de B-2 (0,38). También se le encuentran cantidades apreciables de potasio, flúor, sílice, sodio y magnesio.

La avena

He aquí otro cereal sumamente interesante e injustamente despreciado. Llamado antiguamente hierba de las cabras, se le reservaba para el consumo animal y hoy día cada vez se cultiva menos en favor del trigo.

Afortunadamente, sus semillas son extraordinariamente resistentes y crecen espontáneamente en cualquier lugar, incluso en climas fríos como los polos.

En el proceso de elaboración de la avena se elimina sólo la cascarilla, permaneciendo intactas las fibras y el germen. Solamente este hecho ya le hace un cereal interesante y quizá uno de los pocos alimentos que se escapan a la acción refinadora y blanqueadora. Para que no se rancien las grasas se le somete a calor y así se inactiva el enzima causante. Una vez eliminada la corteza superior, se convierte en sémola, de valor nutritivo menor pero más fácil de cocinar.

Tanto los copos de avena como la harina integral poseen las mismas virtudes dietéticas. Con la harina se preparan gachas y sirve también para espesar las salsas. Mezclada con la de trigo, la harina de avena es adecuada para preparar tortitas y galletas. Así mismo, se puede preparar una excelente bebida refrescante y nutritiva hirviendo dos cucharadas de harina de avena integral en dos litros de agua duran

te una hora, y al zumo resultante se le añade el zumo de dos limones y algo de azúcar moreno.

Como tratamiento de belleza la harina de avena se ha utilizado en las épocas más antiguas y aún hoy goza de gran reputación. Es excelente para pieles muy sensibles como la de los niños, para suavizar pieles irritadas, prevenir arrugas o quitar las asperezas de los codos y talones.

Contiene más calorías que los demás cereales (387), más proteínas (13,8), más grasas (6,6), pero menos hidratos de carbono (67,6) Es rica en calcio (53 mg), fósforo (407), hierro (3,6), así como en vitaminas B, E y colina. También posee yodo, cobre y silicio.

10. LAS CARNES

En la época que vivimos ya son pocas las personas que defienden la alimentación cárnica como algo esencial para el ser humano. Lejos ya de las manipulaciones de la industria cárnica, por un lado, y de los malos médicos, por otro, el consumidor ya va teniendo las cosas más claras y sabe que sin comer carne se puede vivir perfectamente, lo mismo que sin vino o embutidos.

Son tantas las mentiras que se han dicho sobre la alimentación cárnica, en el sentido de que sus proteínas eran esenciales para los humanos, que aún hoy todavía hay madres que creen que el mejor alimento que pueden dar a sus hijos es el jamón serrano, el hígado de ternera o el solomillo.

También es normal que cuando una persona quiere quedar bien con otra le invite a un restaurante de lujo donde, casualmente, la carne es el plato principal y el más caro. ¿Cuestión de gustos o cuestión de dinero? Me inclinaría a pensar que es lo segundo, ya que si la carne de ternera costase a cincuenta pesetas el kilo y las alcachofas a tres mil pesetas, seguro que en todos los banquetes se consumirían alcachofas.

Una de las tonterías que se dicen es que la carne no engorda y mucho menos si la hacemos a la parrilla. Ésta es una aseveración mantenida por los médicos con vocación de dietólogos, los cuales suelen recomendar la carne a la parrilla como más saludable o menos engordante que si la freímos o la cocemos. Solamente utilizando un poco de sentido común y algo de conocimiento, se verá que es una teoría sin fundamento.

La carne hecha a la parrilla (supongo que no se referirán también a las barbacoas que nos aportan las cancerígenas nitrosaminas) se hace con apenas una gota de aceite, precisamente una grasa que es muy beneficiosa para la salud. Al eliminarla no se elimina nada perjudicial sino al revés. Sin aceite de fritura la carne sigue engordando lo mismo, genera las mismas purinas, contiene la misma cantidad de grasas saturadas y sus proteínas son las mismas, pero hemos quitado lo único que era algo saludable y recomendable, o sea, el aceite de semillas.

Tomarla poco hecha tampoco es recomendable, ya que encima nos proporciona unas proteínas poco asimilables.

El pernicioso hígado

Si hay un alimento que goza de una buena fama totalmente inmerecida, éste es el hígado. Hoy día son pocas las personas que no piensen que es el mejor alimento cárnico que existe y el más nutritivo.

Tanto es así, que suele ser el primer alimento cárnico que toman los niños pequeños, en la creencia de que es el mas saludable. La aberración llega hasta el punto de que incluso en los hospitales se incorpora a los enfermos desnutridos.

Y es que la inercia es el todo.

Pero les contaré brevemente de dónde le viene la buena fama a tan perjudicial alimento.

A principios de este siglo era muy normal encontrar gentes que padecían una enfermedad llamada anemia perniciosa, para la cual apenas se conocían remedios eficaces. Después de muchas pruebas, encontraron que se debía principalmente a la carencia de una vitamina llamada B-12 y a un factor que debería estar presente en los intestinos, llamado posteriormente «factor intrínseco»

Analizados algunos alimentos encontraron uno, el hígado, que era rico en esa vitamina además de en otros nutrientes igualmente importantes. Sin pensarlo más lo administraron debidamente cocinado a los enfermos, pero éstos, contra todo pronóstico, apenas mejoraron. La razón estaba en que una vez cocinado la vitamina B-12 se destruía casi en su totalidad.

Tal problema no desmoralizó a los médicos, los cuales pensaron que con darlo en forma cruda sería suficiente. Pero si el hígado ya era poco agradable debidamente cocinado, en estado crudo era insoportable y además sus nutrientes no se podían absorber en el aparato digestivo de los humanos. Nada raro ya que, a fin de cuentas, no somos carnívoros en el sentido estricto de la palabra. Podemos comer carne, pero después de someterla al calor.

Lo que ocurrió después de estos fracasos hospitalarios ya es bien sabido. Se inventaron los extractos de hígado y se administraron en forma inyectable al principio y como grageas o bebible posteriormente. La humanidad había resuelto así el problema de la anemia perniciosa.

Pero si ya sabemos que el hígado no es asimilable crudo y que cocinado pierde los nutrientes principales, ¿por qué las personas y los médicos siguen creyendo que es el alimento ideal para niños y personas débiles? Pues seguramente porque quizá no conocen la historia que les he contado.

Es cierto que el hígado de mamíferos es muy rico en proteínas, pobre en grasas e hidratos de carbono (no proporciona energía, por tanto), y que contiene cantidades importantes de hierro, calcio y vitaminas A, D y B- 12.

Pero es que además de que su riqueza desaparece parcialmente al cocinarlo, es la víscera más tóxica de todas, mucho más incluso que los riñones.

Cualquier estudiante de medicina sabe que en el hígado se neutralizan la mayoría de los tóxicos que ingerimos, sobre todo los metales pesados, los gases de la industria y el alcohol. También almacena urea, produce bilis, acumula grasas y controla el colesterol.

Cuando una persona come hígado está comiendo también todos los tóxicos presentes en él. Si a esto añadimos su mala asimilación y gusto extraño (nadie es capaz de comerlo crudo), es fácil de comprender que solamente la ignorancia motiva el que algunas personas le consideren un buen alimento.

La aberración ha llegado al punto de que se incorpora incluso en los "potitos" infantiles, de la misma manera que se incorpora el perjudicial jamón serrano. Eso forma parte de lo que ahora se denomina como "dieta mediterránea", un truco comercial para vender como saludable lo que, en principio, no lo es.

¿Qué es la carne?

La carne de mamíferos, pues de ella hablamos ahora, es un tejido muscular constituido por haces de fibras musculares rodeados de tejido conjuntivo y asociados a grasas saturadas. Darle al músculo lo que es del músculo, aunque parezca lo más lógico, no es aplicable al ser humano.

En la medida en que un alimento está más próximo a la estructura biológica del ser humano, menos adecuado es para la alimentación. El hombre debe comer alimentos lo más lejos posible de su escala evolutiva y en este sentido la carne de mamífero es lo más próximo a él, por tanto, totalmente inadecuada. El hecho de que no seamos por naturaleza antropófagos, aunque muchas veces digamos eso de: "Te comería a besos" se debe no a una razón de ética sino a un motivo de salud. Todo lo que es igual a nosotros se rechaza. No buscamos nuestra alma general, sino el alma que nos complemente.

En esto de las carnes existen otros errores, como son el considerar de mejor calidad un solomillo que las costillas, o a la ternera mejor alimento que la vaca. Quedando bien claro que ninguna parte del animal es recomendable, la vaca es más nutritiva que la ternera y el solomillo alimenta igual que el pescuezo. La única diferencia está en el sabor y quizá en su contenido de grasas saturadas.

Una de las razones para someter a la cocción o la fritura a las carnes, es que el tejido conjuntivo contiene colágeno y éste se transforma en gelatina al hervirlo.

De igual manera, la carne de los animales adultos contiene más tejido fibroso y eso le hace más dura. No obstante, si como parece existe un hábito de comer carne animal, al menos deberíamos dejar a los animales crecer antes de matarles. Sacrificar cerditos, terneros o cabritos casi recién nacidos, es una brutalidad incomprensible.

La carne de animal tampoco se puede comer nada más sacrificarlo y hay que esperar a la fase de putrefacción para que sea apetecible para el ser humano. En esa fase se forman ácidos que gelatinizan el tejido conjuntivo y así se hace lo suficientemente blanda. Pero lo que debe quedar bien claro es que se come carne putrefacta, una vez que ha desaparecido la fase de rigidez cadavérica.

¿Qué proporciona la carne?

Básicamente, proteínas de alto valor biológico, ricas en aminoácidos esenciales, pero de mediana utilidad neta. También aporta hierro, potasio, fósforo y cantidades pequeñas de vitamina B-l, B-2, B-12 y ácido nicotínico.

No contienen apenas hidratos de carbono, no son por tanto energéticas y por contra son muy ricas en grasas saturadas. Por otro lado, también nos suministran purinas, oxalatos, mucopolisacáridos y nos dejan unos residuos ricos en ácido úrico y urea.

No hay apenas diferencias entre el ganado criado en granjas-factoría, con respecto al que se alimenta con pastos o hierba. Su contenido alimenticio es el mismo, aunque varíe su sabor final. Tampoco es superior la carne blanca de las demás, ni la roja proporciona más sangre a quien la consume. Por supuesto, la carne de toro no nos hace más varoniles ni la de antílope más veloces.

Diferentes tipos de carne

Por su contenido graso la relación es como sigue, de mayor a menor:

Tocino o panceta: 65 gramos/l00 de producto.

Embutido (chorizo puro): 39 gramos.

Jamón serrano ahumado: 35 gramos.

Jamón serrano curado: 26 gramos.

Pavo: 20~2 gramos.

Oveja: 19,4 gramos.

Gallina: 18,7 gramos.

Vacuno mayor: 18,2 gramos.

Cerdo: 17gramos.

Ternera: 12 gramos.

Y en menor cantidad tenemos, de mayor a menor, al conejo, pollo con piel, morcilla, liebre, muslo de pollo, cecina y caballo.

En cuanto a su contenido en proteínas la mayor cantidad la encontramos en la cecina, seguida muy de lejos del conejo, el pollo, el pato, la oveja, la gallina, la vaca y la ternera. El último lugar lo ocupa el tocino o la panceta.

Respecto a su riqueza en minerales destacan los 93 mg de calcio de la cecina, los 320 mg de fósforo del pavo y los 44 mg. de hierro de la morcilla.

Que no te den gato por liebre

Aunque seguimos insistiendo en que la carne no es un alimento saludable, las diferencias entre los distintos tipos de carne sería como sigue:

Bistec: Parte de la culata. Se sirve en láminas delgadas de dos centímetros y medio de espesor.

Entrecot: Parte ancha del lomo alto y algo rica en grasas.

Tournedó: Se conoce también como "redondo" y se utiliza cocido y presentado posteriormente en rodajas.

Filete: La carne denominada extra.

Solomillo: Igual que el filete pero se presenta en rodajas más gruesas y generalmente se come poco hecho.

Carne picada: Proporciona las mismas proteínas que cualquier carne, aunque hay que procurar que no contenga tocino de cerdo o despojos.

Escalope: Carne cortada a trozos y generalmente guisada con salsa.

11. RESUMEN

La longevidad y la salud dependen esencialmente de tres factores: uno, comer alimentos procedentes de la tierra, preferentemente sin refinar; dos, vivir en contacto con la naturaleza; tres, intentar ser feliz.

Debemos consumir alimentos alejados de nuestra escala evolutiva, evitando la carne de mamíferos y aumentando el consumo de vegetales y semillas.

El agua es el elemento más esencial para la vida después del aire. Se deben beber casi dos litros al día y no se puede sustituir por ningún otro líquido, ni siquiera zumos de frutas.

El azúcar blanco es uno de los mayores enemigos de la salud, pero puede ser sustituido ventajosamente por azúcar integral, melazas, fructosa o miel de abejas.

La sal no se debe suprimir de los alimentos, pues es imprescindible para la salud al intervenir en numerosas funciones orgánicas vitales. En lugar de la habitual sal refinada hay que emplear sal marina integral rica en minerales y oligoelementos.

Los hidratos de carbono son el alimento más importante del ser humano. Su consumo debe ser muy superior al de las proteínas y las grasas, especialmente en los niños.

Las proteínas de la soja, el germen de trigo y las algas, tienen una utilidad neta muy superior a la de la carne, además de aportar otros nutrientes de igual importancia.

Es necesario aumentar la cantidad de grasas insaturadas presentes en las semillas, y disminuir las saturadas procedentes de la carne de mamíferos.

Todos los aceites de semillas son saludables, aunque el de germen del trigo y el de maíz poseen cualidades excepcionales.

12. EJERCICIOS DE AUTOEVALUACIÓN

1. ¿La leche es más saludable que el yogur? SI NO

2. ¿Las algas son más nutritivas que la carne? SI NO

3. ¿Se puede suplir el agua por zumos de frutas? SI NO

4. ¿Es saludable tomar zumos de frutas concentrados? SI NO

5. ¿Se puede beber el agua de la lluvia? SI NO

6. ¿Es recomendable beber agua mineral pobre en sodio? SI NO

7. ¿Contiene vitaminas el azúcar blanco? SI NO

8. ¿La caries está producida por una mala alimentación? SI NO

9. ¿La sacarina es un producto natural? SI NO

10. ¿La sal marina sirve para limpiar la dentadura? SI NO

11. ¿Las uvas son ricas en glucosa? SI NO

12. ¿Las proteínas están compuestas de aminoácidos? SI NO

13. ¿Es bueno mezclar grasas con hidratos de carbono? SI NO

14. ¿Son necesarias las grasas saturadas? SI NO

15. ¿Hay grasas insaturadas en el tocino? SI NO

16. ¿Se encuentra ácido Omega-3 en la merluza? SI NO

17. ¿El aceite de oliva contiene más grasas insaturadas que el de girasol? SI NO

18. ¿La margarina es de origen animal? SI NO

EXAMEN

Estas cinco preguntas no tienen una respuesta exacta, pues se trata de averiguar si has entendido los conceptos, no las definiciones.

1. Explica tu concepto sobre alimentación natural

2. ¿Por qué es tan esencial el agua para la salud?

3. Normas para alcanzar gran longevidad

4. Diferencia entre grasas vegetales y animales

5. ¿Qué tipos de azúcares son más saludables?

Lección 2

ÍNDICE

VITAMINAS

Lección 2

Objetivos de la lección

Las carencias vitamínicas, tan habituales en épocas pasadas, parecen haber desaparecido, aunque la realidad es que siguen presentes y se manifiestan de forma tan larvada que la mayoría de las veces pasan desapercibidas. Puesto que los análisis habituales de sangre no determinan la carencia de las vitaminas, solamente nos quedan los signos clínicos como la manera más fiable de averiguar las carencias vitamínicas leves o graves.

En este capítulo el alumno aprenderá todo lo relacionado con las vitaminas, su acción farmacológica, procedencia en los alimentos, enfermedades que causan sus carencias, así como las múltiples posibilidades que poseen como elementos terapéuticos.

¿QUÉ SON LAS VITAMINAS?

Aunque en un principio solamente se consideraron como nutrientes imprescindibles a los hidratos de carbono (glúcidos), las proteínas (prótidos) y las grasas (lípidos), pronto se descubrió que había otros componentes, denominados como vitaminas, presentes en cantidades ciertamente ínfimas, que eran tan importantes como los macronutrientes básicos.

Inicialmente se las incluyó en un solo grupo atendiendo a su función, pero al tratarse de un grupo heterogéneo de compuestos químicos, cada uno con características muy definidas, se hizo necesaria una clasificación que perdura hasta hoy.

A pesar de que están presentes en los alimentos se diferencian sensiblemente de los bioelementos y de otros elementos orgánicos, igualmente imprescindibles para la salud, tanto en su utilidad como en la cantidad necesaria.

Tienen también propiedades diferenciales con otros nutrientes y algunas de ellas pueden incluso ser **sintetizadas** por el propio organismo. No obstante, pueden existir carencias, aunque la ingesta sea correcta y hasta contar con **antagonistas** que impidan su acción.

Sabemos que cada vitamina es el componente esencial de una **coenzima**, las cuales son esenciales para **catalizar** las reacciones químicas.

Un ejemplo de ello lo tenemos en el fósforo, el cual en forma del nucleótido ácido fosfórico se une a una vitamina, generalmente del grupo B, para formar una coenzima, siendo misión básica de

91

las vitaminas entrar en el **metabolismo** de los hidratos de carbono, proteínas y grasas para así producir energía.

A medida en que pasan los años de estudio sobre las vitaminas, las conclusiones, en lugar de clarificarse poco a poco, se complican cada vez más y los investigadores entran en fuertes y absolutas controversias, incluido algún premio Nobel, especialmente en su utilidad como elemento terapéutico a **dosis altas**, dejando a un lado su valor como nutriente esencial.

2. CAUSAS DE LA CARENCIA VITAMÍNICA EN NUESTROS DÍAS

Los recientes estudios en cuanto a necesidades diarias de vitaminas han ido evolucionando, cambiando habría que decir, no tanto por un estudio más profundo sobre ellas sino más bien por la creencia de que con una alimentación abundante y variada tendremos siempre cubiertas nuestras necesidades.

Esta creencia, que ha sido la más admitida durante los últimos diez años, está ya en entredicho y una nueva savia de médicos han empezado a recomendar los **suplementos** cotidianos de vitaminas como forma de asegurar una nutrición correcta y, por tanto, un estado pleno de salud.

Es más, continuamente aparecen investigadores que nos alertan de nuevos trastornos producidos por las pequeñas carencias de vitaminas, mientras que otros lo hacen insistiendo en que la aplicación de ellas a dosis altas, **ortomoleculares**, pueden curar de manera efectiva multitud de males.

Las avitaminosis no suelen dar síntomas específicos, inequívocos, y pueden corresponder también, o al menos ser similares, a numerosas enfermedades.

He aquí, de un modo muy resumido, algunas de las causas más habituales de avitaminosis:

Carencias de alimentos:

- Obviamente, por no disponer en cantidad suficiente.

- Por pérdidas nutritivas durante el almacenaje.

Ingesta disminuida:

- Por anorexia.

- Por pobreza o ignorancia alimentaria.

- Por caprichos malsanos.

- Por no engordar.

- Por no tener tiempo suficiente o interés para comer.

- Por enfermedades que dificultan el comer.

- Por embarazo.

Aumento de las necesidades:

- Por mayor desgaste físico o psíquico.

- Por crecimiento muy rápido.

- Por infecciones.

- Por embarazo o lactancia.

- Por tomar drogas o medicamentos.

Aumento de las pérdidas:

- Por excesiva y prolongada sudoración.

- Por diuresis forzada.

- Por lactancia.

- Por diarreas o hemorragias.

Disminución de la absorción:

- Por enfermedades del aparato digestivo.

- Por parásitos intestinales.

- Por enfermedades graves.

Las carencias vitamínicas apenas se diagnostican, especialmente porque en occidente no son frecuentes los casos de desnutrición, salvo en la población marginal,

2.1. ANÁLISIS DE ALGUNAS DE ESTAS CAUSAS

Pobreza

Esta causa que nos debería parecer la más lógica no lo es si tenemos en cuenta que actualmente para comer bien no es necesario disponer de mucho dinero; es más, muchas veces la causa de la **desnutrición** está precisamente en disponer de mucho dinero.

El problema surge cuando la persona económicamente débil cree que una buena alimentación depende del consumo de alimentos caros, especialmente la **carne**.

Si nadie le saca de su error, el poco dinero disponible lo invertirá en comer alimentos cárnicos, queso o pescados blancos, despreciando aquellos alimentos más baratos, como las **patatas**, el **pan**, los **cereales** o las **legumbres**, los cuales le podrían nutrir perfectamente con muy poco coste.

De esta manera y como la pobreza suele ir unida a la ignorancia, las carencias vitamínicas son normales que se den.

Vean sino las fiestas de bodas y bautizos en las cuales nunca faltan los alimentos de gran coste, como son los **langostinos** y el **solomillo**, en la creencia de que así los invitados comerán bien.

Ignorancia

Y aunque ya la hemos tocado unida a la pobreza, no estaría de más hacer hincapié en ella ya que es, con mucho, la causa más común de **carencias nutritivas** en la sociedad mundial.

Hasta tal punto es así que una persona que hasta entonces haya tenido una alimentación, digamos, rural (por tanto, saludable), si tiene la suerte de ser tocada por la diosa fortuna, cambiará inmediatamente de tipo de alimentación e incorporará aquellos elementos que sean más caros en el mercado.

Con ellos llegará el **refinado** del pan, la **leche desnatada**, las **carnes** de todo tipo, el **vino** en las comidas, las ensaladas con hojas blanquecinas, los **dulces** de postre sustituyendo a la fruta, etc., lo que le llevará, inexorablemente, a las carencias vitamínicas, aunque no a la desnutrición.

Ingestión incorrecta

No solamente hay que echar la culpa al consumidor en lo relativo a la carencia de nutrientes esenciales en su dieta, sino que la mayoría de las veces la carencia está provocada, aún a su pesar, y en muchas ocasiones, sin que sea consciente de ello.

Una cosecha forzada da como consecuencia no solamente unos alimentos con distinto sabor al que debieran tener si hubieran madurado poco a poco, sino que su composición natural está **desequilibrada**, casi siempre en favor de nutrientes con poco valor.

También, y del mismo modo, alimentos recolectados en épocas de **sequía**, procedentes de países lejanos y conservados largo tiempo en cámaras **frigoríficas**, dan como resultado un deterioro de sus valores nutricionales. En ambos casos, el consumidor no es consciente de ello y los come pensando en que, lógicamente, estará alimentado correctamente.

Estos ejemplos los encontramos también en la **leche,** el **pan** y la mayoría de los **cereale**s, los cuales al estar **refinados** pierden así la mayoría de las vitaminas, lo que también hacemos extensible a los **zumos de frutas** comercializados, sin ningún parecido a comer una fruta cogida directamente del árbol.

Pérdidas de vitaminas

• Una **patata** bien conservada o consumida inmediatamente después de su madurez en el campo, contiene 26 mg de vitamina C por cada 100 g de producto. Cuando llega al consumidor apenas contiene ya el 5 %.

• Una **col** que en estado crudo contiene cantidades considerables de vitamina C se transforma por la acción del **calor**, al cocinarla, en ascorbinógeno, una forma muy poco asimilable por el hombre. En este caso, la **col fermentada**, tan popular entre los escandinavos, es una forma muy correcta de consumirla.

• Las **manzanas** conservadas en cámaras para su posterior consumo, dos o tres meses después, pierden un tercio de vitamina C y un 10% de vitamina B, mientras que las **verduras** pierden la totalidad de vitamina C al cabo de unos pocos días.

• Los **vegetales** se blanquean antes de enlatarlos mediante un sistema de calentamiento rápido que elimina los gases y así se asegura la creación del vacío una vez cerrado el recipiente.

• Esta operación, totalmente necesaria en las conservas, elimina hasta un 60% de la vitamina C, un 30% de la B-1, un 40% de la B-2 y casi toda la vitamina A al transformarse los **beta-carotenos** en una forma no asimilable.

• Las **verduras** destinadas al consumo directo pierden casi toda la vitamina C en pocos días.

• La **carne** cocinada largo tiempo pierde casi toda la vitamina B-1 y parte de la B-2 y PP.

• Los alimentos **congelados** conservan casi todas sus propiedades vitamínicas, pero las pierden en su mayor parte al descongelarlos, lo mismo que en los procesos de **ahumado**.

• Al eliminar el **salvado** y el **germen** de los granos de cereal se pierden la mayoría de las vitaminas B y la E. Esta pérdida es mucho mayor en la medida en que la harina se va haciendo cada vez más blanca.

• Lavar los vegetales en abundante **agua** y con más razón si se dejan en remojo con una gota de lejía, elimina la mayoría de las vitaminas hidrosolubles.

• Pelar las **patatas** elimina la mayor parte de la vitamina C, ya que ésta se concentra preferentemente bajo la cáscara.

• Un alimento **cocinado** y dejado **enfriar** al aire pierde más vitaminas que si se le calienta y luego se le enfría rápidamente, aunque en ambos casos es posible que la pérdida de vitamina C llegue al 50%.

Recomendaciones:

No conservar el alimento cocinado. Consumirlo inmediatamente.

Comer alimentos frescos.

Utilizar la menor cantidad posible de agua en su preparación.

El cocinado debe ser lo más rápido posible. Es mejor una temperatura alta durante poco tiempo que al revés.

---

3. LAS VITAMINAS UNA A UNA

3.1. VITAMINAS LIPOSOLUBLES (Solubles en grasa)

3.1.1. Vitamina A

(Retinol o axeroftol)

Características:

Es un alcohol hidrosoluble de cadena larga, que se presenta con formas isómeras preferentemente en los tejidos de **mamíferos**, siendo todas formas *trans*. Este alcohol forma cristales amarillos pálido lipodisolventes y para uso médico se prefieren los ésteres como el **acetato** y el **palmitato**, mientras que en la naturaleza la encontramos como tal vitamina solamente en el reino animal y como **provitamina** en los vegetales.

Una vez ingerida en su estado natural se transforma en **Retinol** y pasa a través de la mucosa intestinal al hígado, no sin antes ser convertida en éster de retinilo, dando al plasma el color amarillo característico.

Muy sensible al **oxígeno,** a los **ácidos** y a la **luz ultravioleta,** parte de ella se pierde en los procesos de conservación y cocinado, aunque esta pérdida está influenciada por la cantidad de grasa presente, la cual a su vez facilitará el transporte en forma de lipoproteína hasta el hígado.

El cuerpo humano puede sintetizarla si recibe la suficiente cantidad de **carotenos** o criptoxantinas, sustancias rojas que se encuentran en las **zanahorias,** los **tomates** o las **espinacas,** entre otras.

Fuentes principales:

En los siguientes vegetales la podemos encontrar como **caroteno** o **provitamina** A: coles, zanahorias, hojas de los nabos, patatas, perejil, calabazas, albaricoques y melones. También en los erizos de mar y algunas algas azules y en los productos de origen animal como vitamina A en el hígado, especialmente el de halibut o bacalao, en la yema de huevo, la mantequilla, la leche y los derivados lácteos.

Deficiencias:

• Las carencias se dan normalmente como consecuencia de alteraciones dietéticas prolongadas, especialmente en **dietas** muy poco variadas, aunque también por una deficiencia secundaria a causa de una conversión inadecuada del caroteno, una interferencia en su absorción o el transporte, así como un almacenamiento no conseguido.

• Los casos de acné no son atribuibles a la carencia de vitamina A, aunque quizá tenga efecto positivo su administración prolongada o como ácido retinoico en forma local.

• Las interferencias aparecen en el curso de las enfermedades celíacas, el esprúe tropical, las intervenciones quirúrgicas pancreáticas, la derivación duodenal, la obstrucción congénita del yeyuno o de las vías biliares y por supuesto en la *cirrosis hepáticas*. Del mismo modo, las carencias de vitamina A se dan en las malnutriciones proteicas y calóricas, en las dietas pobres en **grasas** y en las enfermedades **renales**.

• Hay también una serie de enfermedades que pueden agotar en pocos días las reservas de vitamina A, especialmente la cirrosis hepática, la *diabetes*, el *hipertiroidismo*, la neumonía, las fiebres eruptivas infantiles y las *colitis ulcerosas*. Del mismo modo, el aceite de parafina, utilizado para corregir el estreñimiento, dificulta su absorción, de la misma manera que lo hace la estreptomicina, el hidróxido de aluminio y el caolín, muy utilizados para combatir la *acidez gástrica*.

La dosis media recomendada es de 5.000 U.I./día en un adulto, 6.000 U.I./día en el embarazo, 8.000 U.I/ día en la lactancia y entre 1.500 y 5.000 U.I./día para los niños.

Funciones orgánicas:

Ejerce influencia decisiva en los procesos metabólicos celulares, especialmente en los bastoncillos de la **retina**, en el metabolismo de los esteroides adrenales y las hormonas **sexuales**, así como en el desarrollo genital. Interviene en el **crecimiento** estatural, tanto a nivel del esqueleto como en los tejidos blandos, quizá por su efecto sobre la síntesis de las proteínas. Mantiene los **epitelios** y **mucosas** (digestiva, respiratoria y urinaria) en buen estado, asegura una permeabilidad correcta a las membranas, ejerciendo por ello una eficaz acción **antiinfecciosa**, ayudada por su acción sobre las células secretoras de moco.

Es necesaria en la reparación de los **tejidos dañados** o destruidos, en la formación de la **placenta**, la función adecuada de la hipófisis, la secreción **salivar** y **lagrimal** y la producción de las **plaquetas**.

Vitamina fácilmente oxidable es útil administrarla junto con la vitamina E por su papel como oxidoreductor y evitar someterla a temperaturas superiores a 120°.

Potencia la acción de los citostáticos, juega un importante papel en la estimulación de los mecanismos de defensa y ayuda a formar el esmalte dentario.

Enfermedades carenciales:

Xeroftalmia: Consiste en la incapacidad de ver con luz poco intensa, especialmente en las horas del crepúsculo.

Otras aplicaciones no carenciales:

Es un agente terapéutico en las lesiones *precancerosas*, profiláctico en los tumores epiteliales y acelera el rechazo de los transplantes de piel.

En dosis altas puede cortar los *vómitos* persistentes de los niños.

Psoriasis y cualquier forma escamosa de la piel.

Débil resistencia a las *infecciones*, conjuntamente a la vitamina C.

Niños *prematuros*, unida al resto de los remedios que aseguren un desarrollo correcto.

Alteraciones endocrinas como tireotoxicosis, procesos pancreáticos, enfermedad de Basedow, esterilidad, oligoespermia y falta de ovulación.

Acné, asociada a la vitamina B-6.

Úlceras y mala cicatrización de heridas, así como en la fase de recuperación de las *quemaduras*, asociada a la vitamina C.

Gastritis e hipocloridia asociada al complejo B. También en las *diarreas.*

Como profiláctico de los *cálculos renales y vesicales*.

En la *sinusitis* crónicas secas, las bronquitis y las ronqueras.

En la *sordera* producida por estreptomicina, en las *otitis* y los *acúfenos*.

Como profiláctica de las *grietas del pezón* y para asegurar el crecimiento del niño.

En la *insuficiencia hepática* ya que la ausencia de grasas impide su absorción.

En la *piorrea*, unida a las vitaminas del grupo B y la E.

En la *fotofobia* y las *jaquecas* oftálmicas.

También puede ser útil en:

• Piel *seca*, espinillas, cabello seco, *alopecia,* canas precoces, prurito vulvar en la menopausia, delgadez, osteoporosis, *uñas quebradizas*, caries, *orzuelos*, verrugas y cistitis.

• Para luchar contra la contaminación ambiental, en el alcoholismo y el tabaquismo y en cualquier enfermedad de la piel y las mucosas, así como para acelerar el *bronceado* y prevenir las *arrugas* de la piel.

Hipervitaminosis A

Aunque sin tener los datos seguros en cuanto al exceso de vitamina A, se conocen algunos casos de hipervitaminosis tras la administración de dosis altas, del orden de 100.000 a 300.000 U.I. durante varias semanas.

Los síntomas son *hipertensión endocraneal*, vómitos, hepatomegalia, hinchazones de las articulaciones y piel seca, trastornos éstos que ceden rápidamente al suprimir la ingesta y no dejan secuelas. Por supuesto, no se ha conocido ningún caso de muerte por sobredosis.

Los niños son más propensos a desarrollar signos de toxicidad por sobredosis, incluso ingiriendo no más de 20.000 U.I. durante algunas semanas, especialmente si suelen comer hígado de vacuno habitualmente. En estos casos se sumarían las dosis de ambos, alimentación y pastillas, y daría lugar a la sobredosis.

3.1.2. Vitamina D

(Calciferol)

Características:

Ahora sabemos que todas las variantes de esta vitamina son esteroles, siendo la más activa de ellas, al menos para el hombre, la D2 o **ergocalciferol**, la cual aparece como cristales incoloros, insolubles en agua, pero solubles en grasas animales y alcohol.

Las fuentes naturales de la vitamina D3 activa, (7-deshidrocolesterol), no son muy abundantes en la naturaleza y las únicas que la contienen en cantidades significativas son el **hígado** y las **vísceras de peces**.

La leche suele contener alguna pequeña cantidad (2 U.I./100 gr), si la vaca ha permanecido mucho tiempo al aire libre o el líquido ha sido irradiado. También aparece algo en el queso (10 U.I./100 gr), la yema de huevo (50 U.I./100 gr) y bastante en el salmón (hasta 50.000 U.I./100 gr)

Funciones orgánicas:

Está muy relacionada con el metabolismo del **calcio** y del **fósforo**, siendo indispensable para el crecimiento **óseo** y **dental**. Parece ser que su principal función es aumentar la absorción intestinal de estos dos minerales, aunque también tiene un efecto directo sobre la **calcificación** al aumentar el depósito de fosfato cálcico en los huesos. Así mismo, aumenta la filtración de fosfatos en los riñones y se cree que actúa sobre la fosfatasa alcalina.

De una manera resumida, podemos decir que la vitamina D favorece el transporte del calcio y el fósforo a nivel intestinal, estimula la mineralización en los huesos promoviendo la biosíntesis y la maduración del **colágeno,** y moviliza el **calcio** hacia el compartimiento líquido del hueso de una manera similar a la PTH, manteniendo la integridad muscular mediante la transferencia de calcio y fósforo.

También, inhibe la secreción de la hormona **paratiroidea** PTH y posee cierta actividad **antitumoral** a través del sistema linfomedular.

Necesidades diarias

Las necesidades diarias aún no están fijadas con seguridad ya que, por desgracia, el margen de **toxicidad** está muy cercano al de las demandas.

Desaconsejadas totalmente las dosis masivas que se aplicaban al principio del invierno, incluso junto a la vitamina A, ahora se prefiere recomendar la exposición temprana de los niños al sol o, en su defecto, utilizar dosis que oscilan entre 400 y 1.000 U.I/día, suspendiéndola en los meses de verano.

La dosis en la mujer lactante puede ser de 800 U.I./día no existiendo ninguna recomendación en los adultos, ya que se cree que no es necesaria para su salud.

Deficiencias:

• La carencia de vitamina D provoca una inhibición en el **crecimiento**, con pérdida de peso, disminución del **apetito**, respiración acelerada y una mayor predisposición a los **calambres**.

• Hay un aumento en la epífisis ósea, con curvatura y **fragilidad** de los huesos de las extremidades, del esternón, la columna vertebral, la pelvis y el cráneo.

• También se alteran la **dentición** y los andares son rígidos, titubeantes y los niños adoptan malas posturas o incluso se quedan cojos.

• Pueden darse también hepatopatías y colecistitis, convulsiones y trastornos en la absorción del calcio.

Enfermedades carenciales:

Raquitismo:

Los primeros síntomas no se dan precisamente en el **esqueleto** sino en el sistema nervioso y es normal encontrarse con un niño nervioso, **irritable**, que duerme mal y con grandes **sudores**. Después aparecen perturbaciones gastrointestinales y las primeras deformaciones del esqueleto, centradas en el **cráneo**, el cual acusa ya el defecto de mineralización. Si el lactante es mayor se retrasan los primeros pasos y el gateo es su forma de desplazarse.

Si la enfermedad se declara entre los años 1 y 4 hay un aumento de los cartílagos epifisarios del cúbito, radio, tibia y peroné, lo que produce las clásicas **piernas abombadas** y la **deformación de la columna**. La primera dentición se retrasa y los dientes salen de forma desordenada, justo al mismo tiempo en que las articulaciones costales se agrandan y el abdomen aparece ya **abultado**. En estos momentos pueden darse **convulsiones**, especialmente intensas si la enfermedad coincide con infecciones.

Los niños mayores tienen **dolores al andar** y de no corregirse las deformaciones de las piernas pueden quedar para toda la vida, con más motivo si los padres insisten en ponerle a andar antes de que la enfermedad quede curada totalmente. La mayoría de los "pies planos" se dan precisamente en esa edad y a causa de un raquitismo no curado a tiempo. Estas deformaciones también afectarán a la formación adecuada de la pelvis y si el enfermo es mujer tendrá dificultades en los **partos**.

La dosis aconsejada es de 1.600 U.I. diarias, comenzando a normalizarse los niveles séricos a partir del 2º día, mientras que los del fósforo lo hará a los diez días y el calcio a las tres semanas. Alrededor del mes de tratamiento todos los niveles estarán ya normalizados, aunque quizás haya que prolongar el tratamiento algo más si hay hipocalcemia.

Osteomalacia:

Es el equivalente al raquitismo infantil, pero en el adulto, aunque ahora se da más por carencia de **calcio** que por deficiencia en vitamina D. Hay una desmineralización que produce, entre otros trastornos, una fusión en la epífisis, deformación de la columna vertebral y la pelvis y las laminillas fibrosas se pueden ver con facilidad en las radiografías. Aumenta la convexidad del hueso sacro, los bordes del ilíaco se aplastan, el extremo superior de la pelvis se vuelve asimétrico y se estrecha más. En estas circunstancias un parto normal es casi imposible.

A medida en que sigue el ablandamiento óseo el peso hace que los huesos largos se doblen, las vértebras se acorten en sentido **vertical** y se producen **fracturas** sin motivo.

El tratamiento incluye una dosis adecuada de **calcio** y **fósforo**, una ligera actividad muscular, algo de exposición al **sol** y quizás dosis pequeñas de vitamina D, aunque a veces no es aprovechada por el organismo a causa de un defecto de los receptores.

Otras aplicaciones no carenciales:

Osteoporosis: Especialmente en las producidas por la administración de corticoides.

Embarazo: Como profiláctico del raquitismo del niño y de la osteomalacia puerperal.

Lactancia: Como profiláctico del raquitismo.

Tetania: Se administrará junto al tratamiento específico hormonal mientras exista el déficit paratiroideo.

Afecciones gastrointestinales **crónicas**: Cuando existan trastornos en la absorción de las grasas.

Fracturas espontáneas: En niños pequeños y ancianos.

Retrasos en la dentición: Cuando existan riesgos de poca absorción del calcio y el fósforo.

Enfermedades infecciosas prolongadas: Especialmente si hay abundante sudoración y poco apetito.

Tuberculosis: Puede ser útil en las formas óseas.

Alergias: En unión al calcio.

Distonías neurovegetativas: Por su acción sobre el sistema vegetativo se puede aplicar en las depresiones del adulto y en las manifestaciones emocionales del raquitismo infantil.

Lupus: junto a una dieta rica en calcio, así como para mejorar la permeabilidad capilar.

Hipervitaminosis D

Se conocen casos de hipervitaminosis en lactantes después de la administración de 40.000 U.I. durante **un mes** y de 100.000 U.I. en adultos durante varios meses.

La mejor manera de evitar estas alteraciones es realizar frecuentes análisis de calcio, el cual puede superar los 16 mg/dl.

Aunque muy poco frecuentemente se han observado intoxicaciones en lactantes con solamente 2.000 U.I., pero se piensa que son reacciones individuales de hipersensibilidad y se deben a un problema metabólico y no a un exceso de dosis.

Los síntomas de la hipervitaminosis D consisten en **anorexia**, náusea, vómitos, debilidad y nerviosismo. La función renal se altera dando lugar a **poliuria** y se producen calcificaciones renales.

El tratamiento consiste en suprimir la vitamina, dar una dieta pobre en calcio, mantener la orina ácida y quizá dar corticoides. El daño puede ser reversible si no existen lesiones renales.

3.1.3. Vitamina E

(Tocoferol)

Características:

Aunque se han identificado cuatro diferentes tocoferoles, alfa, beta, gamma y delta, es el **alfa tocoferol** el más activo de todos, mientras que el delta tocoferol es el que mayor poder **antioxidante** posee.

La forma alfa es un aceite amarillo, insoluble en agua y soluble en disolventes orgánicos y grasas, oxidándose con facilidad salvo que se presente como acetato.

Aunque se oxida con facilidad tiene, sin embargo, una gran capacidad como antioxidante y por ello se le emplea habitualmente para evitar el enranciamiento de los lípidos, como por ejemplo los ácidos grasos **poliinsaturados** y la **vitamina A**, a la cual protege y potencia. Este efecto ha motivado su imparable despegue en los últimos años al saber la importancia que tienen en el ser humano los **antioxidantes**, entre los cuales el **selenio** y la **vitamina E** son dos de los más activos. Antes de ello, su importancia como nutriente estaba en entredicho y pocos médicos lo empleaban como terapéutico.

Es estable al calor y a los ácidos, pero sensible a los álcalis, la luz ultravioleta y el oxígeno, destruyéndose en contacto con el hierro, el plomo y grasas rancias. Al no ser soluble en agua no es destruida en la cocción de los alimentos, aunque sí por la **congelación**, salvo que se emplee como acetato.

Funciones orgánicas:

Aunque, como ya hemos dicho, todavía no sabemos apenas nada esencial sobre este nutriente, se le atribuye un papel esencial en la respiración celular por su acción sobre los niveles de la **coenzima A** y de uniquinona.

Esta enzima es importante en el transporte de electrones y parece estar relacionado directamente con la vitamina E, lo que le hace mucho más interesante como portador de hidrógeno en la cadena respiratoria.

Su papel antioxidante mantiene la integridad de la membrana celular y evita la prematura destrucción de los hematíes, protegiendo igualmente a la vitamina C presente en los alimentos.

La absorción de vitamina E es parecida a otras vitaminas liposolubles y probablemente va unida a la ingesta de grasas y a la presencia de sales biliares. Su almacenamiento tiene lugar en el tejido adiposo y el hígado, aunque no se sabe si de esta forma está disponible para poder ser utilizado como antioxidante de la vitamina A y los carotenos.

Es vital para el metabolismo del **hígado**, protegiéndole de la degeneración grasa y las hemorragias, participa en la formación y funciones del tejido muscular liso y estriado, igualmente en el **miocardio**, protege del deterioro a la glándula suprarrenal y es esencial en la formación de las **fibras colágenas** y elásticas del **tejido conjuntivo**.

Indispensable para la maduración normal de la célula germinal del hombre y para el normal funcionamiento de la **placenta** en la mujer. Parece ser que interviene en una forma preliminar de la hormona **gonadotropa** prolán, aunque esta hipótesis no ha podido ser confirmada al ser la vitamina E liposoluble y la hormona un compuesto albuminoide soluble en agua. También interviene en la formación de la hormona del cuerpo lúteo.

En el adulto, la dosis normal es entre 3 y 15 mg diarios, salvo que la dieta contenga grandes cantidades de grasas no saturadas, en cuyo caso habría que aumentar la dosis.

Fuentes principales:

Aunque en pequeñas cantidades, la encontramos en los gérmenes de **cereales,** especialmente del trigo, en las **lechugas**, los cacahuetes, la leche y la **yema de huevo** (1 ml/100 gr), por poner solamente algunos ejemplos, ya que se encuentra ampliamente difundida por la naturaleza. También la encontramos en abundancia en la mantequilla (2,4 ml/100 gr), las semillas de algodón (90 ml/100 gr), las **nueces** (22 ml/100 gr), las legumbres y los **aceites vegetales** (140 ml/100 gr.)

Deficiencias en el hombre:

• Todavía sin confirmar, a pesar de los muchos años de investigaciones, se han observado carencias en niños aquejados de esprúe, enfermedad fibroquística del páncreas y otras formas de mala absorción. En ellos aparece pigmentación ceroide y *atrofias musculares* que recuerdan a las de los animales enfermos. También se produce **creatinuria** y destrucción anormal de los glóbulos rojos, además de un transporte deficiente de proteínas.

• En los adultos, las avitaminosis son aún más raras y solamente están demostradas algunas alteraciones en la absorción de las grasas, especialmente si la dieta contiene cantidades muy altas de ácidos grasos insaturados. También se han mencionado algunas pequeñas carencias en pacientes aquejados de *úlcera péptica*, quizás por un efecto de auto-oxidación de las grasas.

• Del mismo modo y sin que tenga relación con una carencia demostrada, parece ser que la *cojera intermitente* se mejora con la administración de 400 mg diarios.

- Más recientemente, algunos investigadores la emplean para aumentar la vida de los hematíes en las *anemias* rebeldes al tratamiento, en los edemas y la *dermatitis* descamativa.

- La anemia por glóbulos rojos muy frágiles suele declararse en la avitaminosis E.

La dosis terapéutica más utilizada abarca desde los 5 a 30 mg/ día en los niños y los 100 a 600 mg/ día en los adultos.

Otras aplicaciones terapéuticas:

Esterilidad masculina: Asociada a la vitamina A cuando exista posibilidad de degeneración del epitelio germinal.

Criptoquirdia: Antes de administrar hormonas gonadotropinas se puede hacer un ensayo con vitamina E en niños que no hayan cumplido los seis años de edad. Posteriormente, el tratamiento solamente con la vitamina no da resultado.

Embarazo: Es útil para asegurar la absorción por el feto de las sustancias nutritivas del organismo materno y para el buen funcionamiento de la placenta.

Aborto: Cuando exista infantilismo genital en la mujer, en casos de aborto habitual o en la amenaza de aborto.

También cuando existan tendencias a partos prematuros o partos de fetos muertos. Hay que asociarla a la vitamina C.

Climaterio femenino: La menopausia es una buena indicación, mucho más en sus comienzos y, con más razón, cuando se den vaginitis por sequedad de la mucosa y prurito vulvar.

Metrorragias: Por hiperfoliculismo.

Riesgo de trombosis: Asociada al ácido acetilsalicílico.

Síndrome adiposo-genital: En los casos que aparecen en la pubertad y en todas las obesidades.

Cretinismo: En todas las formas endémicas, ya que es coadyuvante en la formación de la hormona tiroidea.

Afecciones del tejido conjuntivo: Y en las afecciones oculares.

Insuficiencia coronaria: Por su acción antioxidante de los ácidos grasos es útil en todos los accidentes cardiovasculares, en la arteriosclerosis, la degeneración del miocardio y las úlceras varicosas.

Cirrosis hepática: Por su papel protector hepático y para prevenir su degeneración grasa.

Jaquecas: Asociada eventualmente a la vitamina A.

Piorrea: Asociada a las vitaminas A, B y C.

Lupus eritematoso: Tanto en su fase crónica como en las formas escleróticas.

Inmunidad deprimida: Junto a la vitamina C y A.

Distrofia muscular progresiva: Unida al selenio.

Fiebre reumática: Unida al cobre

Envejecimiento prematuro: Para prevenir y corregir las arrugas y estimular la glándula pineal.

Toxicidad

Se han registrado casos de toxicidad relativa cuando se administran dosis altas a lactantes de bajo peso e incluso han quedado registrados fallecimientos de prematuros a causa de deterioro pulmonar e insuficiencias hepática y renal por administrarla **intravenosamente**. Otros autores mencionan algún caso de enterocolitis necrosante y sepsis, quizá por un aumento en la destrucción de linfocitos y macrófagos.

3.1.4. Vitamina K

(Menadiona)

Características:

Las tres quinonas reconocidas con actividad de vitamina K son la filoquinona o K1, la menoquinona o K2 y el más utilizado, el compuesto **menadiona** o K3, el cual es con mucho el más eficaz de todos, al menos en cuanto a su efecto inmediato como antihemorrágico, quizá porque carece de la larga cadena lateral de las vitaminas naturales.

Bastante resistente al **calor** y menos a la acción de los rayos ultravioleta, no es destruida por la cocción ordinaria, aunque tiene poca estabilidad ante los álcalis.

Al ser una vitamina liposoluble se absorbe bien en presencia de **grasas** y también necesita la acción de las sales biliares para ser asimilada correctamente por el aparato digestivo, desde donde pasa al hígado.

Dada su poca capacidad para ser acumulada durante largos períodos de carencia, las deficiencias se pueden notar al cabo de solamente una semana de déficit y mucho antes si la absorción disminuye. En este sentido, hay que insistir en que las dietas pobres en grasas generarán invariablemente trastornos serios en la ingestión y absorción de las vitaminas liposolubles, dando lugar a enfermedades serias en corto espacio de tiempo.

Antagonistas:

Como la mayoría de las vitaminas, la vitamina K también tiene antagonistas que impiden su aprovechamiento, los cuales darán lugar a las mismas alteraciones que se producen en caso de avitaminosis. Los más conocidos, y en este caso utilizados por la medicina, son el dicumarol, la marcumar, la warfarina y la fenilindanediona, los cuales son algunos de los compuestos químicos empleados como anticoagulantes en aquellas enfermedades en las cuales el riesgo de *trombosis* por hipercoagulación puede desencadenar enfermedades mortales.

La actividad de la vitamina K puede estar también disminuida a causa de enfermedades que provocan mala absorción debida a falta de **sales biliares**, en especial en pacientes con fístulas biliares externas, ictericia obstructiva o dosis continuadas de aceites minerales.

Las *hepatopatías* graves inhiben la síntesis de la protrombina y esta alteración no responde a la administración de vitamina K.

Absorción:

La vitamina K puede provenir de algunos alimentos, entre ellos todas las verduras de **hoja verde**, yema de huevo, aceite de **soja** e hígado, sin embargo, para un adulto sano, una dieta normal y la síntesis bacteriana a nivel intestinal, suele ser suficiente para abastecer el cuerpo de vitamina K y protrombina. La falta de dicha flora intestinal explica ya la carencia de protrombina que se observa durante los primeros días de vida de un recién nacido. Del mismo modo, los tratamientos con antibióticos orales y las enfermedades hepáticas, pueden interferir en la síntesis de la vitamina K intestinal.

Deficiencias:

• No siempre una alteración de la *coagulación*, por déficit, es producida por una carencia de vitamina K y un dato imprescindible para establecer el diagnóstico diferencial es el alargamiento del tiempo de protrombina, el cual siempre está alargado en la avitaminosis K, quizá por disminución de una glucoproteína plasmática. Por tanto, un tiempo de protrombina normal descarta ya la carencia de vitamina K y no procede su administración, ya que no tendrá ningún efecto.

• La administración de **anticoagulantes** y **salicitatos** provocan hemorragias, de la misma manera que lo hacen el escorbuto, la púrpura alérgica, la leucemia y la trombocitopenia, las cuales no responden a la vitamina K. Las *hepatopatías,* sin embargo, sí responden a su administración en un plazo de apenas 4 horas y por ese motivo se utiliza como método de diagnóstico rápido para detectar afecciones hepáticas.

Fuentes principales:

La vitamina K1 se encuentra ampliamente difundida por la naturaleza siendo la **alfalfa** su mejor fuente, seguida de la planta medicinal **Bolsa de pastor**. Otras plantas tienen actividad antihemorrágica, quizá por favorecer la síntesis de la vitamina y entre ellas tenemos a la **Hamamelis, Bistorta, Ciprés** e **Hydrastis.**

También la encontramos en cantidades altas en las **patatas** (0,08 mg/100 gr), las **espinacas** (4,2 mr/100 gr), la **col rizada** (3,2 ml/100 gr), las **zanahorias** (0,1 mg/100 gr), los **guisantes** (0,3 mg/100 gr) y los **tomates** (0,4 mg/100 gr.) También se haya presente en el **salvado de trigo**, los **brotes de soja** y los **aceites** vegetales.

Se aplicará en:

Hemorragias en el recién nacido: Muy normales a menos que la madre haya tomado con anterioridad alimentos ricos en vitamina K. Para prevenirlas, los médicos aplican en ocasiones 0,5 mg por vía intramuscular a los recién nacidos, con lo que reducen los riesgos de hemorragia intracraneal por el traumatismo del parto. Otros especialistas prefieren tratar a la madre una semana antes y administran 5 mg de vitamina K1 o 2 mg seis horas antes del parto.

Absorción insuficiente: La deficiente absorción de las vitaminas liposolubles se da en enfermedades que alteran la absorción de grasas o por ausencia de **sales biliares** en el tracto intestinal. El problema es más grave cuando existe ya un almacenamiento pobre anterior, como ocurre en el esprúe tropical o la **ictericia** obstructiva.

Tratamiento con anticoagulantes: Suelen ser del tipo de cumarinas o indanediona, los cuales actúan como reductores de la protrombina, lo que da lugar a riegos serios de hemorragias. La administración de vitamina K restablece rápidamente los niveles de coagulación, aunque hay que tener en cuenta que las formas sintéticas no actúan en esta circunstancia.

Hipervitaminosis

Se han dado casos de hipervitaminosis K en los recién nacidos que han recibido dosis altas de menadiona, provocándoles anemia y hemólisis, así como **hiperbilirrubinemia** y eritroblastosis.

3.1.5. Vitamina F

(Ácidos grasos esenciales)

Aunque sin ser considerados como una vitamina, ya que a fin de cuentas no son aminas, el hecho de que sean **solubles en grasas** y formen parte también de los nutrientes considerados básicos para la salud, ha motivado que bajo el nombre de vitamina F se engloben una serie de sustancias emparentadas entre sí y con similares acciones en el organismo. Además, el hecho de que el organismo no pueda elaborarlos y su aportación deba de ser a partir de los alimentos, es otro motivo para incluirlos en este apartado de vitaminas liposolubles.

Características:

Los ácidos grasos **poliinsaturados** presentes en la mayoría de los vegetales y los cereales tienen dos enlaces dobles, mientras que aquellos que se encuentran en los pescados **azules**, contienen 5 y 6 enlaces dobles. El ácido **linoleico** puede ser convertido en otra grasa poliinsaturada, el ácido alfalinoleico, el cual contiene ya 3 enlaces dobles entre los átomos de carbono. A su vez, el ácido linoleico puede convertirse en ácido eicosapentanoico en los animales y en el hombre.

La llamada *piel de rana*, que antes se consideraba como una carencia de vitamina A, es con más probabilidad una deficiencia en ácidos grasos esenciales.

Toda esta aparentemente complicación química, viene a demostrar la facilidad con la cual podemos modificar el ácido linoleico básico para lograr compuestos grasos mucho más útiles para el hombre. A fin de cuentas esto es lo que hace el metabolismo en nuestro interior, ya que en forma pura no tienen ninguna actividad biológica. El único tipo de ácido linoleico que puede ser convertido en sustancias biológicamente útiles es el que se conoce como ácido **cislinoleico** y que se encuentra en abundancia en los **aceites de maíz** y **girasol** sin adulterar. En el caso de refinar o prensar con disolventes o calor las semillas, los ácidos grasos biológicamente activos se convierten en ácidos trans, una forma inactiva.

Fuentes principales:

El ácido **linoleico** es la principal grasa **poliinsaturada** de nuestra dieta y la podemos encontrar en los **pescados azules**, unido a otros ácidos grasos como el eicosapentanoico y el docosaexanóico. En las hojas verdes de los vegetales encontramos el ácido linoleico el cual se transformará en ácido alfalinoleico.

No obstante, la forma más segura de ingerir ácidos grasos esenciales sigue siendo mediante los aceites vírgenes de semillas, en especial el de **maíz, soja, girasol** y **germen de trigo**, sin olvidar la **lecitina,** compuesto graso comercializado bajo diferentes maneras y que nos puede suministrar sin problemas la cantidad diaria requerida. Cantidades muy altas de este ácido graso esencial lo contienen las semillas de **lino,** las de **prímula** y los **aceites** de **hígado de pescado.**

En menor proporción también lo encontramos en el aceite de cártamo, el hígado de mamíferos, los riñones, sesos y carne magra, el **aceite de oliva**, el **pan integral**, las **legumbres,** las **hortalizas verdes,** el **pescado** y el **marisco.**

Funciones orgánicas:

Son una parte esencial de la nutrición humana ya que realizan toda clase de funciones vitales dentro del organismo, entre ellas: proporcionar **energía**, mantener la temperatura corporal, aislar los nervios de su entorno manteniendo la **vaina de mielina** íntegra, actuar de protector de los tejidos, mantener la integridad de la pared **celular** y ser precursores de las hormonas **prostaglandinas**.

Por todo ello se admite que al menos el 3% de las calorías de nuestra dieta debería estar compuesta de estos **ácidos grasos esenciales**, llegando al 5% en niños y embarazadas. Solamente por el hecho de que nuestro cerebro está constituido en un 60% de lípidos, siendo los ácidos grasos esenciales una parte importante de esta proporción, podemos comprender su importancia.

Su papel es esencial en el mantenimiento de las membranas celulares, ya que su permeabilidad y flexibilidad dependerá de la cantidad de ácidos grasos que lleguen a ellas. Circunstancia ésta vital en el desarrollo de los **linfocitos**, los glóbulos blancos, cuya capacidad como sistema defensivo depende en parte de su pared celular. Una pared rígida, por carencia de ácidos grasos, puede generar un desastre ante una infección.

Estados carenciales conocidos:

. Deficiencias en el funcionamiento cerebral, tanto en niños como en ancianos.

. Sequedad del lagrimal, glándulas de la saliva y mucosas en general.

. Piel seca, especialmente vulvar.

. Trastornos en la reproducción.

. Enfermedades degenerativas del sistema nervioso.

. Mala función cardiaca y circulatoria.

. Enfermedades del comportamiento.

. Heridas con mala cicatrización.

. Enfermedades reumáticas.

. Fallo en el sistema inmunológico.

Deficiencias por elementos bloqueantes de su absorción y síntesis:

. Carencia de Zinc en la alimentación.

. Carencia de vitamina E.

. Carencia de vitamina B6.

. Diabetes mal tratada.

. Alcoholismo y degeneración hepática.

. Exceso de grasas saturadas en la alimentación.

. Hipercolesterolemia.

. Radiaciones

. Infecciones víricas prolongadas o que afecten al sistema inmunológico.

. Consumo de grasas vegetales refinadas.

. Consumo de dulces realizados con azúcar blanco.

Enfermedades que responden bien al tratamiento con ácidos grasos insaturados:

. Enfermedad benigna del pecho (mastopatías, quistes)

. Dismenorrea con poca secreción de flujo.

. Senos poco desarrollados.

. Riesgo de trombosis por excesiva agregabilidad plaquetaria.

. Hipertensión y arteriosclerosis.

. Eccema atópico.

. Hiperactividad infantil.

. Demencia senil.

. Asma y jaquecas de origen alérgico.

. Caspa seca y caída del cabello.

. Uñas quebradizas.

. Poca producción de lágrimas.

. Artritis reumatoide.

. Esclerosis múltiple.

. Esquizofrenia

. Cáncer hepático, de piel y estados metastásicos irreversibles.

. Temblores en el parkinsonismo.

. Depresiones nerviosas e irritabilidad.

. Lesiones diabéticas en piel y ojos, especialmente las retinopatías.

. Cirrosis biliar y diarrea crónica del anciano.

. Diabetes, junto al tratamiento habitual.

3.2. VITAMINAS HIDROSOLUBLES

(Solubles en agua)

3.2.1. Complejo B

Aunque inicialmente se creyó que era solamente uno sólo el componente que faltaba en la dieta de muchos enfermos, pronto se estableció una diferencia clave entre ellos, aunque con un rasgo que les diferenciaba del resto de las vitaminas: era mejor darlos conjuntamente que en forma aislada. Es más, incluso hay quien opina que el uso masivo de una de ellas desequilibra a las demás.

El organismo es incapaz de sintetizarlas o de almacenarlas y por ello cualquier reducción en su aporte o asimilación ofrece el riesgo de originar una deficiencia.

Algunos datos de interés:

• Los antibióticos se oponen a la síntesis de estas vitaminas y pueden darse carencias con facilidad al estar disminuida la flora intestinal útil.

• Su fuente natural principal se encuentra en la levadura de cerveza.

• El complejo B potencia la acción del hierro.

• Dosis altas del complejo B pueden interferir la acción lipotrópica de la colina y el inositol, hecho que puede dificultar la curación de enfermedades hepáticas tratadas con ellos.

3.2.2. Vitamina B-1

(Aneurina, Tiamina)

Características:

Este compuesto, que contiene **nitrógeno** y **azufre**, es soluble en agua y se presenta en forma de cristales blancos. Es estable a la luz, al medio ácido y resiste la cocción siempre que no sea en un medio alcalino.

Sintetizada por las bacterias del tracto intestinal de la mayoría de los mamíferos, aunque muy dependiente de la dieta, es absorbida muy rápidamente por el intestino delgado y se transforma mediante fosforilación en su coenzima activo, el pirofosfato de tiamina o cocarboxilasa.

Debe aportarse de manera continuada en la dieta, ya que todo exceso es eliminado por la orina y la sudoración.

Su antagonista, la tiaminasa, presente en ciertos **peces**, destruye la vitamina, originando carencias si se come el pescado crudo. Del mismo modo, ciertas bacterias como el bacillus tiaminolíticus, también la destruye y esa es la causa, unida a la ingestión de pescado crudo, de que una gran cantidad de japoneses tengan todavía carencias.

Funciones orgánicas:

Es un factor importante en el metabolismo de los hidratos de carbono y su carencia provoca aumento de piruvatos y lactatos en la sangre, aunque no es seguro que su deficiencia provoque trastornos en la producción de **acetilcolina**.

Regula las cifras de **glucemia** favoreciendo el depósito de glucógeno en el hígado y controla el metabolismo del ácido láctico en sangre. Interviene en el ciclo de Kreps y es un moderador de la actividad de las glándulas endocrinas, especialmente del **tiroides** y el **páncreas**.

Interviene en la transmisión de los impulsos nerviosos, regula el **peristaltismo** intestinal y su coenzima hace que la glucosa pueda degradarse en gas carbónico y agua y proporcionar

energía. Mantiene las funciones intelectuales en buen estado, especialmente la capacidad **retentiva**, quizá por su acción sobre la acetilcolina.

Fuentes principales:

La encontramos en abundancia en la **levadura de cerveza** y el **germen de trigo**, unida al resto de las vitaminas del grupo B lo que hace de estos alimentos una fuente idónea para cubrir carencias.

La levadura de cerveza, además, mantiene la flora intestinal en buen estado y favorece con ello la absorción y metabolización de la vitamina.

Otras fuentes son: la harina de trigo entera (0,5 mg/100 gr), el arroz entero (0,5 mg/100 gr), el salvado de arroz (2,3 mg/100 gr), la carne de vaca 0,6 mg/100 gr), las aves (0,1 mg/100 gr), los guisantes (0,36 mg/100 gr), las patatas 0,1 mg/100 gr) y la leche de vaca 0,045 mg/100 gr)

La cantidad mínima diaria que se necesita oscila entre los 2 gramos en las personas muy activas, pasando por 1 gramo en las embarazadas y apenas medio gramo en los niños pequeños. Estas cifras pueden verse aumentadas en los meses de **verano** por la gran sudoración, en casos de exceso de **diuresis**, durante la toma de **antibióticos**, en presencia de alcohol o si tomamos medicamentos alcalinos que dificulten su absorción.

Enfermedades carenciales:

Beri beri:

Del beri -beri se conocen tres tipos: el seco, el húmedo y el cerebral. La patología del seco se centra en flaccidez de muñecas, pies y piernas; el húmedo en la formación de grandes edemas en las extremidades inferiores, mientras que el cerebral se caracteriza por las fuertes alteraciones neurológicas.

Todas estas patologías son especialmente graves en el anciano, ya que no suelen ser detectadas a tiempo y no se sospecha que estén producidas por una enfermedad carencial tan conocida.

La dosis terapéutica en los casos leves debe ser de 10-20 mg/día en dosis fraccionadas, preferiblemente por vía oral. En los casos más graves se puede aumentar hasta 50 mg/día hasta que el olor de la orina nos demuestre que ya hay saturación.

Las alteraciones del sistema nervioso por carencia de B-1 son muy normales e intensas, llegando a producirse alteraciones mentales graves.

Otras enfermedades semi-carenciales:

Neuralgias: en especial las del trigémino, aunque siempre por vía oral ya que las formas inyectadas pueden irritar el nervio ciático.

Afecciones gastroentéricas: con mayor razón cuando existan hemorragias y diarreas repetidas. También en presencia de vómitos, hipercloridia y gases.

Alimentación inadecuada: exceso de hidratos de carbono refinados, harinas o dulces.

Cirrosis hepática: y sus consecuencias, tales como anorexia, dispepsias, etc.

Afecciones cardiovasculares: taquicardia, palpitaciones, disnea, adormecimientos, pinchazos.

Deliriums tremens: cualquiera que sea la causa que la produjo, especialmente si hay alcoholismo crónico.

Diabetes: como coadyuvante en los comas hipoglucémicos y para mejorar el metabolismo de la glucosa.

Anorexia: cualquiera que sea la causa que la produjo, tales como atonía gástrica, pérdida de fuerza, depresión nerviosa, insuficiencia circulatoria, insuficiencia suprarrenal o fiebre.

Infarto de miocardio: como estimulante de la circulación coronaria. En las cardiopatías de los hipertensos y embarazadas.

Otras aplicaciones no carenciales:

• Acrodinia infantil.

• En el íleo (parálisis intestinal) postoperatorio, con el fin de estimular la motilidad intestinal anulada por la anestesia.

• En el estreñimiento atónico.

• En las parálisis pos-infecciosas.

• En todos los casos de intoxicación etílica, medicamentosa o profesional.

• En los deportistas para disminuir los tiempos de recuperación, la fatiga muscular y las agujetas, especialmente si toman suplementos de glucosa.

• En los diabéticos, hipotensos y arterioscleróticos.

• En todos los casos de reumatismo, neuralgias y neuritis.

• En las neurosis y depresiones, especialmente veraniegas.

• En la gota y el bocio endémico.

• Durante la lactancia.

- En casos de insomnio rebelde.

Advertencia: Dosis altas y prolongadas en niños provocan débil resistencia a la poliomielitis.

3.2.3. Vitamina B-2

(Riboflavina)

Características:

Ligeramente soluble en agua, posee un alto poder para colorear el medio en el cual se disuelve, llegando incluso a ser utilizado como **colorante** alimentario o para pinturas. Aunque estable en soluciones ácidas, le afectan los álcalis y los rayos ultravioletas.

Se combina con los tejidos en forma de éster de ácido fosfórico para formar dos coenzimas, los cuales a su vez entrarán a formar parte de otros grupos enzimáticos que participan en el transporte del hidrógeno. Esta propiedad hace que sea un elemento esencial en la producción de **energía** que luego es almacenada como ATP.

Funciones orgánicas:

Favorece las acciones de oxido-reducción y obra en sinergia con las vitaminas B-1 y PP, además de favorecer la absorción del **magnesio** y la elaboración de las hormonas **tiroideas**.

Influye en la absorción intestinal de los hidratos de carbono y de las grasas e interviene junto a la vitamina A en la formación de la púrpura retiniana y con la PP para prevenir y curar la Pelagra y sus secuelas.

Aunque administrada aisladamente parece que apenas tiene alguna misión útil, su presencia en los alimentos es vital, además, para estimular la síntesis de los **aminoácidos**, para metabolizar las **grasas** e impedir su depósito en el tejido adiposo.

Interviene en el metabolismo de las hormonas de la **glándula suprarrenal**, en la elaboración de la **insulina**, es un factor de **crecimiento** esencial en los niños y ayuda a regenerar los tejidos gastados en sobreesfuerzos musculares.

Una alimentación **alcalina** o el tomar suplementos alcalinos para combatir la acidez, puede desencadenar una carencia de esta vitamina.

Las necesidades del hombre oscilan entre los 0,6 mg/día de los recién nacidos, hasta los 2,5 mg/día de los jóvenes y las lactantes. En el embarazo se necesitan 2,0 mg/día y los hombres sedentarios 1,8 mg/día.

La vitamina B-2 presente en la **leche** se puede destruir hasta un 60% en menos de una hora si la exponemos al sol. Aquella que está presente en la levadura de cerveza y el germen de trigo comercializado desaparece en su mayor parte a causa del deshidratado y esterilización a que son sometidos para su conservación

Hay un tipo de anemia normocítica debida a carencia de vitamina B-2.

Fuentes principales:

La podemos encontrar en la **levadura de cerveza líquida** o poco procesada, en el **salvado** de trigo y el **germen**, en la cascarilla del arroz **integral**, en las semillas de **alfalfa**, especialmente si están ya germinadas y en la mayoría de las **hortalizas** verdes.

También en la carne y pescado no congelado ni procesado, en el hígado de mamífero, en los **huevos** y **alimentos lácteos**, en las frutas y en pequeña proporción en la cerveza y el té. La harina de trigo entero contiene 0,2 mg/100 gr, mientras que la blanca apenas 0,04 mg; el pan integral 0,09 mg/100 gr y el blanco 0,07 ; el arroz integral 0,09 mg/100 gr y el refinado 0,03 mg ; las espinacas 0,2 mg/100 gr, las alubias 0,18 mg/100 gr y los huevos 0,4 mg/100 gr

Enfermedades carenciales:

• Los primeros síntomas se localizan con lesiones en la comisura de los labios (*boqueras*), con fuerte ardor y sensibilidad al roce, lo que dificulta abrir la boca para comer, trastorno al que hay que añadir la *estomatitis*, las *fisura*s en la lengua y la pérdida del sentido del gusto.

• Las lesiones cutáneas abarcan también el pliegue nasolabial, el cual se torna escamoso y grasiento. Después continúa la enfermedad hasta las orejas, los párpados, el escroto y los labios mayores de la vulva. Estas zonas aparecen entonces enrojecidas, grasientas y con descamación, dando lugar a lo que se llama piel de tiburón.

• La piel grasienta responde bien a la vitamina B-6 y B-2, aunque quizá no exista carencia.

• Aunque no siempre la carencia de vitamina se puede extender al ojo, con frecuencia se vasculariza la córnea y se produce *queratitis, lagrimeo* y fuerte *fotofobia*. Hay trastornos diversos de acomodación en ambos ojos y puede desarrollarse cierta opacidad de la **córnea** que puede inducir a error de diagnóstico.

En los casos avanzados la vascularización de la córnea, al ser invadida por la sangre, produce *ceguera.*

• Si se trata de un niño el crecimiento se detiene, existe enfermedad *celíaca*, *diarrea*s y pérdida de fuerzas a causa no solamente de la poca producción de ATP, sino a la atrofia muscular consecuente, especialmente en los músculos largos de las piernas.

• Otros investigadores creen que su carencia produce, además, psoriasis, alergias, asma, reumatismo, diabetes, herpes, jaquecas y calambres musculares.

• Los ojos enrojecidos a nivel de la córnea suelen darse en la carencia de vitamina B-2, aunque es normal también la sensación de arenilla en los párpados, la fotofobia y el lagrimeo, síntomas también comunes a la avitaminosis A.

Otras aplicaciones no carenciales:

• Trastornos cutáneos que cursen con descamación y costras, así como *fotofobia* (horror a la luz), incluso la dependiente de la vitamina A.

• Pelagra y sus síndromes, en unión a la vitamina PP. Hipertiroidismo, *cataratas,* queratitis y *orzuelos.*

• Anemia perniciosa. Intoxicaciones por ácido cianhídrico y *óxido de carbono.* Insuficiencia suprarrenal, esprúe tropical, choque anafiláctico y asma bronquial.

• Miocarditis e insuficiencia cardiaca. Afecciones neurológicas, temblores y cambios en el humor. Procesos inflamatorios, reumatismo articular y atrofia muscular.

• Caspa, *alopecia* y exceso de grasa en el pelo. Poco desarrollo *genital*, alteraciones tiroideas e insuficiencia hepática.

3.2.4. Vitamina PP

(Ácido nicotínico, niacina, vitamina B-3)

Características:

Sabemos que la combustión de los alimentos se hace en pequeñas etapas y en cada una de ellas el hidrógeno se libera átomo a átomo gracias a las deshidrogenizaciones, siendo la amina nicotínica la parte más activa.

Aunque tiene la propiedad de regenerarse casi indefinidamente el problema es que hay pérdidas y el cuerpo humano no es capaz de sintetizarla de nuevo, salvo que disponga de cantidades suficientes del aminoácido **triptófano**, aunque, aún así, no basta para cubrir las demandas.

La amina correspondiente al ácido nicotínico es la **nicotinamida** y ambos son sólidos, cristalinos, blancos e hidrosolubles. No les afecta el calor, la luz, el aire o los álcalis y tienen las mismas propiedades, por lo que la terminología es bastante confusa, usándose indistintamente el nombre de vitamina PP, niacina, vitamina B-3 y ácido nicotínico. No obstante, y para que no existan confusiones que puedan dar lugar a problemas de salud, el ácido nicotínico tiene la propiedad exclusiva de ser **vasodilatador**, pero no el resto de sus homólogos. Este efecto que debidamente usado en problemas cardiocirculatorios es de sumo interés, puede ser perjudicial si tratamos con **ácido nicotínico** a niños o personas *hipotensas.* Cuando queramos cubrir deficiencias vitamínicas deberemos emplear las otras formas ya mencionadas.

Al ser una vitamina muy hidrosoluble, es arrastrada con el agua en los procesos de lavado de las verduras y legumbres, por lo que las carencias son bastante frecuentes, especialmente en verano.

Su absorción intestinal es muy efectiva y se transforma rápidamente en coenzimas, aunque no puede almacenarse para cubrir futuras carencias. Estas pueden darse, además, por la presencia simultánea del aminoácido **leucina** el cual, aunque no es un antagonista específico, aumenta las demandas de esta vitamina. Por poner un ejemplo, el **mijo** es un alimento muy rico en **leucina** y por ello es normal que aparezcan carencias de vitamina PP si la dieta es abundante en este cereal.

Esta carencia también puede darse con el **maíz**, el cual por su contenido en **adenina** y **lisina** puede aumentar las necesidades de vitamina PP y originar una carencia, mucho más acentuada por el hecho de que el maíz no contiene el aminoácido precursor **triptófano.**

Funciones orgánicas:

Interviene en la síntesis de algunos neurotransmisores y en el balance **sodio-potasio** de las células, así como en la formación del **colágeno**. Regula los niveles de **colesterol** en sangre, impide la degeneración grasa del hígado y mantiene la belleza del cuero cabelludo y su color original.

Por su acción sobre las neuronas posee una buena acción neurotropa, evitando la degeneración en enfermedades tóxicas o producidas por drogas. En el alcoholismo acelera su eliminación e interviene favorablemente en el metabolismo de numerosos oligoelementos, ayudando a la formación de hormonas **tiroideas.**

Las necesidades diarias son de 15 mg/día en las personas sedentarias, 21 mg/día durante la lactancia y 10mg/día en los niños pequeños.

Fuentes principales:

Abundante en la naturaleza la podemos encontrar en la carne de vaca o cerdo (4,o mg/100 gr), el pescado (7,0 mg/100 gr), los huevos (0,03 mg/unidad), la leche de vaca (0,2/mg/100 gr), la harina integral de trigo (5,0 mg/100 gr), la de maíz (2,0mg/100 gr), las patatas (0,6 mg/100 gr), el brécol (0,9mg/100 gr) y los tomates (0,9mg/100 gr.) También en las legumbres, la alfalfa, el hígado de mamíferos, las semillas de sésamo, la avena, el germen del trigo, los frutos secos como las nueces y las castañas y en la cerveza.

Enfermedades carenciales:

Pelagra:

Es la enfermedad carencial más grave y suele darse en aquellas zonas en las cuales el **maíz** constituye la dieta fundamental ya que el niacina presente en este cereal no se asimila en el tracto gastrointestinal, salvo que se prepare en presencia de álcalis. Además, el maíz es muy pobre en **triptófano** y si la dieta contiene también **mijo** la carencia se hace ya inevitable. Otros compuestos que también desplazan al niacina son la **etioniamida** y la **isoniacida**, medicamentos ambos utilizados contra la *tuberculosis*.

La pelagra se caracteriza por trastornos cutáneos, mucosos, del sistema nervioso y gástricos, abarcando también una patología muy extensa en la boca y degenerando poco a poco en *diarreas, dermatitis* y trastornos mentales.

Además de estos trastornos hay una gran alteración del carácter con fuertes *depresiones, confusión* y *delirio*, lo cual conduce con facilidad a un estado paranoide y tendencia al *suicidio*.

A veces se confunde un enrojecimiento de la piel producido por una carencia de vitamina PP, con un eritema solar, ya que ambos suelen ocurrir en los meses de verano. La diferencia es que la lesión pelagrosa desaparece y reaparece.

Otras aplicaciones:

El ácido nicotínico se administrará como **vasodilatador** en la hipertensión y la arteriosclerosis. También es útil en las afecciones vasculares de las extremidades, en la *angina de pecho* y la *acrocianosis*. Algunos experimentos hablaron de su utilidad en el *asma alérgica* y la hiperemesis del embarazo. No hay que olvidar sus buenos efectos contra el *colesterol* y su acción en la *esquizofrenia*, la cual está avalada por numerosos estudios.

De una manera resumida, estas son otras aplicaciones para la niacinamida:

Sabañones, junto a las vitaminas C y complejo B.

Intoxicaciones, producidas por sulfamidas y metales pesados.

Jaquecas, junto a las vitaminas A, E y complejo B.

Neuralgias, en especial las del trigémino en unión a la B-1.

Rayos **X,** para paliar sus efectos secundarios.

Miopías, en los casos agudos unida a las vitaminas A, E, B-2 y D.

Diarreas, y enterocolitis, junto al complejo B.

Alteraciones hemáticas con *anemias* macrocíticas.

Estomatitis aftosa, *anginas.*

Lupus eritematoide, ictericia, *hepatitis* e insuficiencia suprarrenal.

Diabetes, insuficiencia coronaria, *gangrena* y afecciones vasculares periféricas.

Degeneración muscular senil, *glaucoma.*

Depresiones, neurosis, fobias e irritabilidad, especialmente en épocas de calor.

Debilidad y convalecencia de enfermedades infecciosas.

3.2.5. *Ácido pantoténico*

(Vitamina B-5)

Características:

El ácido pantoténico interviene en el metabolismo de los glúcidos como constituyente de la coenzima A y en el metabolismo de los lípidos.

Como ácido libre es un aceite viscoso de color amarillo pálido, soluble en agua y alcohol, inestable a los ácidos y al calor.

De sabor amargo y fácil de conservar en medios líquidos, en forma de **pantenol** se absorbe rápidamente y se convierte en ácido.

Su actividad en el organismo depende de la **coenzima A**, el cual se encuentra en todos los tejidos, siendo uno de los más importantes en el metabolismo tisular al actuar como portador de ácidos carboxílicos. Estas combinaciones proporcionan enlaces de gran energía, los cuales entran a formar parte como ácido cítrico en el ciclo de Krebs, el cual como sabemos regula el metabolismo de los glúcidos, prótidos y lípidos.

Funciones orgánicas:

Sabemos que este componente vitamínico es necesario para la desintoxicación de las sustancias indeseables que se encuentran en los alimentos y para neutralizar los **venenos** y **drogas** que podamos ingerir, entre ellos el **alcohol.**

Es un poderoso estimulante celular que actúa en el crecimiento del **cabello, piel** y **pigmentos**, mejorando además la función hepática. Estimula la producción de anticuerpos y regula todo el **sistema defensivo** y energético. Está involucrado en el metabolismo de los fosfolípidos y en la síntesis de la hemoglobina.

Se absorbe bien por vía intestinal, ya sean sus sales o en dilución alcohólica, aunque hay ciertos antagonistas, como el **ácido salicílico** que impiden su aprovechamiento, mientras que se puede mejorar su absorción uniéndolo al resto de las vitaminas del complejo B y a los oligoelementos cobre y azufre.

Fuentes principales:

Lo podemos encontrar en la carne de vaca (0,3 mg/100 gr), el pescado de agua salada (1,0 mg/100 gr), los huevos (1,1 mg/unidad), la harina integral de trigo (0,5 mg/100 gr) y las patatas (0,6 mg/100 gr).

También en los guisantes (0,4 mg/100 gr), las alubias (0,2 mg/100 gr), la **levadura de cerveza** (4 mg/100 gr) y en menor proporción en los riñones, el hígado de mamífero, el salmón, el repollo y el brécol, así como en los tomates y los pimientos. También aparece en la **miel**, el **própolis** y el zumo de naranja.

Enfermedades carenciales:

• El *"síndrome de los pies calientes"* observado en los soldados que peleaban en las trincheras y en los prisioneros de guerra, era habitual en épocas ya lejanas, aunque se dan formas más benignas en la actualidad en países tropicales o en los meses de calor.

• Junto a estos ardores en la planta del pie aparecen otros síntomas como dolores de cabeza, fatiga, alteraciones en la *coordinación motora* de los músculos, *pinchazos* difusos, *calambres* musculares y alteraciones gastrointestinales.

• También es normal que estos síntomas vayan asociados a taquicardia, hipotensión y crisis de hipoglucemia, por lo que es importante ajustar la dosis de insulina en los diabéticos.

La falta de agudeza visual suele darse en la carencia de B-1 y ácido nicotínico, lo mismo que la ambliopía.

• En otros individuos y aunque no ha podido ser demostrado en todas las personas afectadas por carencia de esta vitamina, se han registrado casos de *alopecia* (caída del cabello) y pérdida del pigmento capilar con aparición prematura de las *canas*.

• También, degeneración del sistema nervioso que puede originar *convulsiones,* rinitis hemorrágica de repetición en los meses de verano, distensión abdominal con atrofia y úlceras gástricas y con frecuencia degeneración grasa del hígado.

• Otros casos aislados hablan de necrosis hemorrágica en las glándulas suprarrenales, *anemia hipocrómica* a causa de una síntesis pobre de la hematina y hasta reabsorción de los fetos en los primeros meses del embarazo, aunque este efecto se da con frecuencia en los animales y no en el ser humano. Por último, se registraron casos aislado de vascularización de la córnea y trastornos óseos durante el crecimiento, quizás porque la carencia de pantotenato nunca se da aislada.

- Otras alteraciones que pueden darse son anorexia, dolores en las extremidades, desvanecimientos con hipotensión y taquicardia y alteraciones en el comportamiento como *depresión* e *irritabilidad*.

Las necesidades diarias en los trastornos carenciales son de 10 mg diarios y para cubrir las demandas en personas sanas bastan con 5 mg

Otras aplicaciones no carenciales:

- Aplicado tópicamente se utiliza con cierto éxito para el tratamiento de la *alopecia,* las *úlceras por decúbito* y las varices, así como para el sudor de pies y el *ardor de la planta*, especialmente cuando está asociado a irritaciones interdigitales.

- En dosis de 100 mg/día por vía intramuscular es muy útil para restablecer la movilidad intestinal después de las operaciones quirúrgicas, así como para eliminar los *ardores* intensos de estómago y las úlceras gástricas.

- También en forma local y en forma de pastillas para chupar, se utiliza con éxito en *afecciones faríngeas* que cursan con ardores e inflamación y en las estomatitis, así como después de las extracciones dentarias para mejorar la cicatrización. En forma de pomada acelera la cicatrización de la piel en las *quemaduras* y suaviza la piel irritada en los niños pequeños.

- Es eficaz para prevenir y curar las intoxicaciones por estreptomicina, especialmente en los trastornos neurológicos y auditivos que se pueden dar.

- También se puede probar en enfermedades como el parkinsonismo, las depresiones, las neuritis, los procesos reumáticos y las alteraciones del sistema nerviosos central.

3.2.6. Vitamina B-6

(Piridoxina)

Características:

Se la denomina como **Piridoxina**, aunque también es frecuente que la veamos como **Piridoxal** y **Piridoxamina**, ya sea que estén presentadas con alcohol, aldehído o amina.

Aunque se absorbe rápidamente en el intestino delgado, se sabe muy poco sobre los factores que influyen en ello, así como en sus verdaderas utilidades.

Una vez ingerida se distribuye por todo el organismo en forma de coenzima, aunque no se almacena así, y el 70% de ella es eliminada por orina como un metabolito inactivo.

La encontramos a nivel celular como fosfato de piridoxal, interviniendo así en el metabolismo de los hidratos de carbono, en la neuglucogénesis y en el metabolismo de los lípidos, favoreciendo la utilización de los ácidos grasos secuenciales, aunque su papel más importante está en los prótidos.

Por intermedio del piroxal-fosfato contribuye a mantener la integridad de la célula nerviosa y de la vaina de mielina.

Funciones:

• Forma parte de las **transaminasas** al actuar sobre los aminoácidos glutámico y aspártico y permite realizar la síntesis de los aminoácidos a partir de los hidratos de carbono. También participa en otras reacciones en las que están involucrados la glutamina, la aspargina y el ácido aspártico, facilitando la formación de urea. Su acción sobre los aminoácidos abarca también a la tirosina, la histidina, cisteína, así como al triptófano y la vitamina PP.

140

• Siguiendo con los procesos metabólicos la volvemos a encontrar influyendo en la serina y la treonina y en un derivado de la metionina llamado homocisteína. También facilita la conversión del ácido linoleico en araquidónico, en la biosíntesis de la coenzima A, el cual se altera cuando hay carencia de B-6, y facilita la formación del **glucógeno** de reserva en los músculos e hígado. Podríamos afirmar que su presencia es esencial para la totalidad de los aminoácidos esenciales.

• Su papel es también importante en la incorporación del **hierro** en la síntesis de la hemoglobina, en la fijación del **calcio** a los huesos, la actividad del sistema nervioso central y para suministrar metabolitos al ciclo de Krebs.

• Está íntimamente relacionada con la Niacina, pero al contrario que ésta no es un producto del triptófano y le ayuda a metabolizarse. En la sangre estimula la eritropoyesis y la leucopoyesis y posee acción desintoxicante sobre **tóxicos** endógenos y exógenos.

• Su papel es importante en el **metabolismo cerebral** y es necesaria para la formación del grupo de aminas cerebrales que facilitan la transmisión nerviosa, entre ellas la adrenalina, la noradrenalina y la dopamina.

Las necesidades diarias son de 2,0 mg/día en adultos, 10 mg/día en embarazadas y 0,4 mg/día en los lactantes.

Fuentes principales:

Sus mejores fuentes naturales son la **levadura de cerveza**, el germen de trigo, las verduras y hortalizas, las legumbres (0,1 mg/100 gr), el hígado de mamífero, los plátanos, las patatas (0,14 mg/100 gr) y la leche (0,03 mg/100 gr). También está en los huevos (0,25 mg/100 gr) y el **pescado azul** (0,45 mg/100 gr).

Enfermedades carenciales:

Aunque la deficiencia primaria es muy infrecuente, al estar muy difundida por la naturaleza, se han podido observar carencias importantes en niños pequeños alimentados con **leche artificial en polvo**, dando lugar a *convulsiones*.

Los síntomas consisten en *seborrea*, glositis, queilosis, neuropatías, *anemia* en los adultos e incluso *deficiencia mental*, urticaria y asma.

La lengua roja o abultada es síntoma de avitaminosis B-2, PP, B-6 y B-12.

También son frecuentes carencias en los regímenes de adelgazamiento y es normal encontrar seborrea alrededor de la nariz, ojos y boca y una disminución constante en el número de linfocitos. Hay *neuritis* periférica y accidentes cardiovasculares más frecuentes.

Enfermedades no carenciales:

Esta es quizá la mejor aplicación de la piridoxina, ya que aunque las carencias no son frecuentes, su utilidad como nutriente con propiedades terapéuticas es muy amplia y permite tratar una gran gama de enfermedades, entre ellas:

Náuseas y *vómitos* de la embarazada, especialmente en los tres primeros meses.

Mareo en los viajes, aunque el efecto deba ser también preventivo.

Enfermedad de **kwashiorkor** por deficiencia de proteínas.

Hipoplasia medular por *anemia* normocrómica.

Colitis crónicas y agudas, diarreas, náuseas y vómitos.

Hepatopatías y anorexia.

Cardiopatías funcionales y secuelas de accidentes vasculares.

Pérdida de *memoria* y disminución de las facultades intelectuales.

Bajo rendimiento deportivo y poco *desarrollo muscular*.

Alcoholismo crónico y para anular los efectos de las borracheras (300 mg en una dosis)

Alopecia en unión al complejo B.

La anemia hipocrómica es debida a carencia de B-6.

Pelagra, para curar las lesiones residuales.

Acné, junto con la vitamina A en dosis de 250 mg

Encefalitis, por su acción decisiva sobre el sistema nervioso. *Favorece el sueño*.

Trastornos neuromusculares como parálisis, parkinsonismo, temblor ideopático.

Hipoacusias seniles, neuroencefálicas, tóxicas, en asociación con las vitaminas B-1 y A.

Litiasis renal, para favorecer el paso de la glicina a glioxílico, mucho más fácil de eliminar.

Porfiria, en unión a la vitamina E.

Advertencias:

- Dosis prolongadas de vitamina B-6 pueden desequilibrar el **ácido pantoténico** de la dieta, originando carencias.

- No administrar junto con medicamentos que contengan **L-Dopa**, porque anula su efecto.

- Dosis muy altas durante varios meses puede producir **ataxia** sensitiva y alteración de la sensibilidad en las extremidades inferiores.

3.2.7. Ácido fólico

(Vitamina M, vitamina Bc)

Características:

Tiene un gran parecido químico con la **vitamina B-2** por su núcleo pirimidino y se la ha reconocido también como similar al ácido para aminobenzoico (PABA). En su cadena lateral encontramos al **ácido glutámico** y aunque no se está seguro de que sea una vitamina esencial, su decisiva acción en ciertos tipos de anemias la hacen imprescindible.

No solamente tiene parentesco químico con las sustancias mencionadas anteriormente, sino que sus acciones terapéuticas son similares, coincidiendo también con las vitaminas B-1 y B-2, además de su buena acción antisulfamida que comparte con el PABA. Dado que la sustancia pura es el ácido pteroilglutámico se suele emplear todavía esta denominación para evitar confusiones.

Analizando su fórmula veremos que es una combinación de ácido glutámico, ácido para aminobenzoico y pterina, aunque si sustituimos el ácido glutámico desaparece su efecto como vitamina. No puede ser sintetizada por el organismo humano y debe ser aportada en la dieta continuamente ya que solamente se almacena muy parcialmente en el hígado.

Muchos compuestos de estructura química parecida interfieren en su función metabólica, siendo la aminopterina el más activo ya que favorece la conversión del ácido fólico en folínico, la forma en que el organismo no la puede utilizar.

Este componente se emplea en el tratamiento de la *leucemia*.

Su absorción se produce en el intestino delgado, en las células epiteliales y allí se une a las proteínas, aunque el 20% de folato absorbido se elimina sin poder ser reabsorbido por la bilis.

Funciones principales:

La función principal del ácido fólico es actuar en la transferencia de unidades como la histidina, la serina, glicina, metionina, colina y timina, utilizadas todas en reacciones muy importantes. Además, favorece la síntesis de la colina y el cambio de homocisteína en metionina.

Fuentes principales:

Lo encontramos con preferencia en las **hojas verdes.** También aparece en el hígado 0,40 mg/100 gr), las **legumbres** (0,50 mg/100 gr), la patata (0,15 mg/100 gr), los riñones (0,09 mg/100 gr) y los huevos (0,09 mg/unidad).

Las dosis diarias son de 10-30 mg por vía oral, aunque hay que tener en cuenta que este tratamiento no cura todos los tipos de anemias, la ferropénica entre ellas, y puede inducir a error en los análisis. Es más, de administrarse prolongadamente como tratamiento único se puede producir una degeneración del sistema nervioso a causa de una anemia mal curada por aumentar los requerimientos de B-12. Por tanto y aunque se puede administrar inicialmente el ácido fólico para restablecer rápidamente las cifras de hematíes y tratar *depresiones* intensas o *psicosis*, antes de una semana de deben administrar conjuntamente el resto de los antianémicos conocidos, entre ellos el hierro y la B-12.

Enfermedades carenciales:

• La carencia de ácido fólico produce *anemia* megaloblástica y otras alteraciones hemáticas.

• También puede darse *infertilidad*, alteraciones gastrointestinales, glositis, estomatitis y mala absorción intestinal. Todo ello puede conllevar a aborto, desprendimiento prematuro de la placenta, *neuropatías* y alteraciones psíquicas.

• La anemia macrocítica, con leucocitos polimorfonucleares a la B-12 y al ácido fólico.

• Normalmente la causa de una carencia de ácido fólico se debe a una dieta incorrecta, siendo muy habitual en ancianos.

• Sin embargo, y aunque la alimentación pueda ser correcta, hay una larga serie de circunstancias que pueden provocar su carencia, entre ellas:

• Enfermedad celíaca, esprue, medicamentos diversos (barbitúricos, cicloserina, **anticonceptivos orales** o fenitoína) y por supuesto la carencia en la alimentación de alimentos frescos, poco cocidos.

• Después tenemos a los antagonistas del ácido fólico, entre ellos: el triamterene, trimetoprim, primetamina, anticonvulsivantes, carencia de vitamina B-12, **alcohol** y carencia de vitamina C.

- También hay enfermedades que aumentan sus necesidades, como: **embarazo, lactancia**, procesos malignos, metabolismo aumentado, dependencia de la vitamina B-12 y *hepatopatías*.

- Es muy útil en la *menopausia* ya que consigue incrementar la cantidad de estrógenos segregados por los ovarios, evitando así las sensaciones molestas como los sofocos o la tendencia a la displasia del cervix.

3.2.8. Biotina

(Vitamina H)

Características:

La avitaminosis H o de Biotina, se puede considerar como la "enfermedad de la **clara de huevo**", carencia que sigue encontrándose en personas que suelen tomar un huevo crudo batido mezclado con jerez o brandy.

Al igual que la vitamina B-1, la Biotina es una vitamina hidrosoluble que contiene azufre, carbono, hidrógeno, nitrógeno y oxígeno, formando parte de una familia de ocho componentes similares, aunque solamente uno es el que tiene actividad vitamínica.

Aunque todavía sin confirmar, es posible que se absorba por el intestino delgado, acumulándose en todas las células, especialmente en el hígado y el riñón.

Funciones orgánicas:

Tiene un papel importante como coenzima en el metabolismo de los hidratos de carbono, proteínas y grasas, interviniendo en numerosas reacciones vitales, muchas de ellas solamente comprobables en los animales.

Entre estas acciones están, el catabolismo de los aminoácidos leucina e isoleucina, la metabolización del Coenzima A, la carboxilación del ácido pirúvico, y la formación de la citrulina, una sustancia intermedia en la síntesis de la urea y en la formación del ácido aspártico, siendo un constituyente esencial en la formación del **protoplasma**.

También es indispensable para el aprovechamiento normal de las grasas y ciertas albúminas y se le atribuyen propiedades que fortalecen los bronquios y pulmones, interviniendo con el ácido nicotínico en la curación de la Pelagra. Se ha notado cierta dependencia en el suministro de Biotina, especialmente en los niños.

Fuentes principales:

Se encuentra bien distribuida en la naturaleza, especialmente en la carne de vaca 3,0 mcg/100 gr), cerdo, cordero y pollo (10,o mcg/100 gr), así como en el pescado (3,0 mcg/100 gr).

También en la leche 5 mcg/100 gr), el queso, los **huevos**(12 mcg/100 gr), la **harina integral** 10 mcg/100 gr), el arroz (5 mcg/100 gr), las manzanas y el zumo de naranja.

Enfermedades carenciales:

• Las necesidades diarias son difíciles de precisar ya que las **bacterias intestinales** la sintetizan en grandes cantidades, eliminando por orina el sobrante, siendo la cantidad normalmente ingerida de hasta 300 mg diarios.

• En el hombre se pueden encontrar estados carenciales que tienen una sintomatología consistente en dolores musculares y cansancio, unido a *seborrea* y *furunculosis*, pudiendo degenerar en *psoriasis*.

• La pérdida del gusto puede ser causa de carencia de Biotina.

• La *dermatitis* es otro rasgo característico de la avitaminosis, la cual se manifiesta como descamatoria, con prurito, escamas y grasienta.

• Hay *despigmentación* en el pelo y piel, pérdida de la piel alrededor de los ojos primero y después en todo el cuerpo, llegando a notarse alteraciones en los genitales y malformaciones embrionarias.

• Todas estas alteraciones son muy normales en los animales, pero menos frecuentes en los humanos, los cuales suelen padecer *dermatitis* benignas que ceden pronto al tratamiento.

Estas patologías se centran en las extremidades, son de aspecto escamoso, seco y grisáceo, y es normal el *cansancio,* la apatía y la *anemia*.

• La dermatitis descamatoria puede obedecer a carencias de Biotina, o B-6.

• En los niños hay *dermatitis seborreica*, eritrodermia descamativa y anemia, apareciendo cierto retraso físico y mental, con *alopecia*, conjuntivitis y defectos de la inmunidad en los linfocitos.

3.2.9. *Ácido paraaminobenzoico*

(P.A.B.A. Factor H)

Características:

El PABA es un aminoácido aromático que se cree forma parte de las vitaminas del grupo B, el cual tiene una importancia vital en el metabolismo celular. Derivado del ácido benzoico, a esta sustancia amarillenta, cristalina, ligeramente hidrosoluble, se la considera una vitamina B por su presencia en el hígado y la **levadura de cerveza**.

En presencia de las sulfamidas, los gérmenes que habitualmente viven en el intestino (flora intestinal saprofita), no distinguen éstas del ácido PAB que les es vital y mueren, provocando multitud de trastornos.

Además de su misión en asegurar una **flora intestinal** bacteriana sana, parece influir en el funcionamiento de diversas glándulas endocrinas y en la formación del **ácido fólico**.

Debido a su gran eliminación y poca capacidad de acumularse en el organismo, hay que darlo en dosis altas en los posibles estados carenciales, llegando incluso a los **dos** gr/día si se quieren lograr concentraciones en sangre útiles. Después de los tratamientos con sulfamidas y aureomicina es imprescindible administrarlo para restablecer la flora intestinal, teniendo especial precaución en no emplearlo simultáneamente ya que quedaría anulada la acción del antibiótico.

Fuentes principales:

Lo podemos encontrar en la **levadura de cerveza**, las hortalizas, los cereales integrales, el hígado de mamífero y las leguminosas.

Enfermedades no carenciales:

Envejecimiento, según la terapia de la doctora Aslan, empleado con éxito unido a la procaína.

Es un potente y eficaz fungicida aplicado en la piel, a la cual protege actuando contra la mayoría de los *hongos*.

Tiene un interesante papel en la fertilidad humana, mejorando la *libido* y corrigiendo las *amenorreas* recientes.

Tiene una utilidad especial en la **Fiebre de las Montañas Rocosas**, en el Tifus exantemático y en el tratamiento de las Rickettsiosis, así como en ciertas **Leucemias** y en todas las enfermedades en las cuales son útiles los salicitatos, ya que aumenta la concentración sanguínea de éstos.

También se le emplea con éxito moderado en afecciones como **Vitíligo** (despigmentación cutánea), canicie precoz, **alopecia**, dermatitis ampollosa, seborreas y fibrositis. Localmente es muy útil para el **Pie de atleta** y las tiñas inflamatorias.

Últimamente se ha demostrado su gran utilidad en el tratamiento sintomático y resolutorio de las enfermedades exantemáticas infantiles, tales como el **sarampión**, la **rubéola** y la **escarlatina**, así como en la psoriasis.

3.2.10. Colina

Características: Químicamente es una base orgánica fuerte, distribuida ampliamente en la naturaleza, bien sea en forma pura o como **fosfolípido** en la acetilcolina. Aunque no parece actuar como catalizador, ya que es un componente estructural de igual manera que los aminoácidos y los ácidos grasos no saturados, es una fuente importante para construir otras moléculas más complejas.

Se integra en los compuestos grasos que contienen fósforo y se la requiere en el mecanismo corporal que transforma las grasas desde su lugar de almacenamiento al de su uso.

El organismo la puede sintetizar a partir del aminoácido **serina** si hay suficiente cantidad de metionina, vitamina B-12 y folacina, aunque quizá esta forma no sea suficiente para cubrir las necesidades diarias.

Funciones orgánicas:

Se convierte en betaína (un importante donador en funciones de transmetilación) y en forma de acetilcolina es un mediador en la **transmisión nerviosa**.

Previene la acumulación de cantidades anormales de grasa en el hígado, aumenta la producción de **fosfolípidos**, es un factor de crecimiento para el metabolismo de muchos microorganismos y tiene un papel decisivo en las funciones musculares, nerviosas y en la estructura celular, así como en el transporte de los **triglicéridos**.

Forma parte de los fosfolípidos como la lecitina y esfingomielina, por lo que su presencia es imprescindible para las buenas funciones cerebrales y nerviosas. Evita la formación de cálculos biliares y previene la degeneración hepática. Mejora la capacidad intelectual, el aprendizaje y la **memoria**.

Fuentes principales:

Se encuentra en la mayoría de los tejidos animales (500 mg/100 gr), la **yema de huevo** (1.700 mg/100 gr), en los cereales (100 mg/100gr) y los vegetales. También en las vísceras, en el hígado, riñón, cerebro y corazón, así como en la levadura de cerveza, la soja, los cacahuetes, los guisantes y el germen de trigo.

Enfermedades carenciales:

Su carencia determina infiltración grasa del **hígado**, especialmente en el alcoholismo y la carencia de proteínas, siendo este efecto mucho mayor cuando la dieta tiene falta de hidratos de carbono. Su carencia aguda produce degeneración hemorrágica de los riñones y lesiones en la articulación tibio-tarsiana.

Se utiliza ampliamente para el tratamiento de todas las afecciones grasas del hígado y en la **arteriosclerosis**, ya que impide que se formen depósitos grasos en las paredes vasculares. Las necesidades diarias están establecidas entre 300 y 1.000 gramos diarios y la dosis terapéutica apenas si es superior a los 10 mg/día.

Otras aplicaciones terapéuticas:

Alteraciones en la coagulación sanguínea, mala circulación y cardiopatías. Envejecimiento cerebral precoz, enfermedad de *Alzheimer*, demencia senil y *parkinsonismo*.

Riesgo de *trombosis*.

3.2.11. Inositol

(Meso inositol)

Características:

Químicamente es parecido a los hidratos de carbono con sus nueve formas isoméricas posibles, aunque la forma biológicamente activa es el meso-inositol. Se trata de una sustancia incolora, cristalina, hidrosoluble, insoluble en disolventes orgánicos e íntimamente relacionada con la **glucosa**, por lo que en muchos productos dietéticos se le presenta como un azúcar energético sin efectos secundarios.

Funciones orgánicas:

Aunque todavía no se conoce con precisión su función metabólica, parece ser que es un **factor de crecimiento** importante, al menos en los animales de laboratorio y que es un componente esencial de los **fosfolípidos**.

Un detalle muy controvertido es su acción antimetabólica, impidiendo la absorción del calcio y el hierro de la dieta al encontrarse en su forma natural como **ácido fítico** (fitina) o liposterol. Este compuesto es, efectivamente, un bloqueante de esos dos minerales, pero solamente en su estado primitivo, ya que cuando se ingiere es inactivado por los jugos gástricos, transformándose ya en **inositol**.

Fuentes principales:

Se encuentra en los frutos secos, los granos de cereales, las **legumbres,** las verduras y las vísceras.

Aplicaciones no carenciales:

Aunque no se le conocen enfermedades carenciales, ya que se encuentra ampliamente distribuido por toda la naturaleza, se puede utilizar para un mejor aprovechamiento de los fosfolípidos de la dieta, mejorando así la absorción de grasas, evitando la acumulación de lípidos en el hígado, especialmente si lo asociamos a la colina.

También parece ser que tiene un buen efecto *antialopécico* y que estimula el *crecimiento infantil*.

Algunos autores han señalado que su carencia estaría relacionada con la pérdida del pelo de las *cejas* y las *pestañas*.

Con el paso de los años las reservas de inositol parecen descender y ello se nota en una disminución en la transmisión de los impulsos nerviosos, lo que motiva reacciones más lentas. Además, también disminuye la cantidad que normalmente se encuentra en el **semen**, lo que quizá explique algunas infertilidades.

3.2.12. Vitamina B-12

(Cobalamina, cianocobalamina)

Características:

La molécula de la B-12 contiene **cobalto** y en su forma activa, incluso como hidroxicobalamina, está íntimamente ligada a las proteínas, siendo estable a la temperatura ambiente, moderadamente estable a los ácidos y álcalis, y muy sensible a los rayos ultravioleta. Un dato curioso es que incluso la vitamina C le ataca, como también lo hace la B-1, alterando ambas su estabilidad y con mucha más intensidad la nicotinamida. El problema parece estar no tanto en estas vitaminas sino en sus productos de descomposición, lo que obliga a tomar precauciones especiales y no administrar la vitamina B-12 en unión a estos componentes.

Respecto al **factor intrínseco**, secretado por las células parietales de la mucosa gástrica, parece ser que tiene un punto de unión con la B-12 ayudándola a penetrar mejor a través de las vellosidades intestinales, aunque en el proceso final penetra en la célula en solitario.

En el plasma la encontramos como metilcobalamina e **hidroxicobalamina** unida ya a proteínas específicas, aunque la mayor parte se concentra en el hígado, eliminándose por bilis y en menor proporción por riñón.

En unión al **ácido fólico** interviene en la síntesis de las nucleoproteínas y en la del ADN, estando ambas interrelacionadas en la producción de ácidos nucleicos y de ahí la alteración de estos compuestos en las carencias de B-12.

Esta es la absorción, transporte, almacenamiento y utilización de la vitamina B-12:

Funciones orgánicas:

• Es constituyente esencial de las **proteínas**. Interviene en la síntesis de la colina. Facilita la formación de creatinina y actúa como una reserva energética a nivel del ATP muscular.

• Está íntimamente ligada al **ácido fólico**, siendo necesaria para el suministro de éste a nivel hepático. Mantiene el glutatión en estado reducido, evitando alteraciones en el metabolismo de los hidratos de carbono.

• Interviene en el metabolismo de los lípidos. Es imprescindible en la actividad del Coenzima A, en la **hematopoyesis** y la maduración de la **médula espinal**. Es un factor esencial para fijar y distribuir las grasas en los lugares adecuados.

Fuentes principales:

La encontramos en abundancia en el hígado de vaca (60 mcg/100 gr), aunque no puede ser asimilada en estado crudo y la cocción la destruye parcialmente. Por ello, la única manera de administrarla en grandes cantidades es mediante los extractos de hígado o la vitamina química.

También aparece en los riñones (30 mcg/100 gr), los arenques (14 mcg/100 gr), el bacalao 0,5 mcg/100 mg), la leche de vaca (0,3 mcg/100 gr) y los huevos (o,4 mcg/unidad). También se la encuentra en cantidades altas en las algas tipo fucus, espirulina y chlorella, siendo esta forma la más utilizada por los vegetarianos para cubrir sus necesidades.

Causas de su deficiencia:

• Pueden darse algunas de estas causas: Ingestión pobre por regímenes vegetarianos irracionales o **anorexia**.

Carencia del **factor intrínseco**, la cual se da en la enfermedad de Addison o como consecuencia a operaciones quirúrgicas en el estómago.

• **Infecciones** bacterianas o parasitarias que puedan interferir en su absorción, o que provoquen su eliminación masiva. Trastornos del intestino delgado por enfermedad **celíaca**, procesos malignos o esprúe.

• Enfermedades orgánicas como **hepatopatías**, procesos malignos, afecciones renales. Aumento de las necesidades en el **embarazo**, hipertiroidismo, lactancia o infecciones por parásitos.

Enfermedades carenciales:

La *anemia perniciosa* es la forma clínica más conocida, aunque en la actualidad está más extendida la anemia **ferropénica**. Las alteraciones clínicas tardan muchos meses en declararse y esto suele ocurrir cuando los niveles sanguíneos descienden de 0,1 mg. La sintomatología comprende *cansancio* extremo, *hipotensión, palidez*, alteraciones neurológicas de la médula, psicosis y atrofia óptica. +

En este sentido, es de destacar la *ambliopía* (debilitación del nervio óptico) del fumador, la cual está producida por el cianuro del humo del tabaco, el cual causa una mayor eliminación de B-12.

También hay una *atrofia* de la mucosa gástrica la cual deja de segregar factor intrínseco, lo que impide que las dosis de vitamina B-12, tanto la procedente de alimentos como las terapéuticas, puedan ser absorbidas.

Las alteraciones de la conciencia se producen por carencia de B-1, ácido nicotínico, B-12 y ácido fólico.

Otras aplicaciones no carenciales:

- Como **anabolizante** no hormonal.

- En dosis de 120 mcg diarios repartidos en cuatro veces, se logra una mejoría considerable en el tratamiento de la *poliomielitis*, restableciéndose los reflejos y disminuyendo los dolores y la parálisis. Si las alteraciones ya están sólidamente instauradas, el tratamiento con B-12 determina al cabo de una semana una recuperación del tono muscular, una influencia favorable en la atrofia y un aumento de la energía general.

- También es útil en los niños prematuros para *estimular el crecimiento* y reforzar las defensas, en casos de desnutrición, en el Lupus eritematoso, la psoriasis y las enfermedades infecciosas.

- Se ha demostrado también su utilidad en la anorexia, la *polineuritis*, la neuralgia del trigémino, el asma, los reumatismos, las cefaleas, la esclerosis en placas y la *hepatitis.*

- Otros estudios demuestran su validez en el *hipertiroidismo* y en las *diarreas nocturnas* de los diabéticos.

3.2.13. Vitamina B-15

(Acido pangámico)

Características:

El ácido pangámico es ante todo un ahorrador de **oxígeno** ya que facilita la absorción de oxígeno en todos los tejidos y es capaz de aprovechar cualquier molécula del preciado elemento, especialmente en aquellas enfermedades que cursan con *anoxia*. Los científicos encontraron, además, que este efecto sobre el oxígeno le convertía en un eficaz **antienvejecimiento**, ya que aumenta la absorción de oxígeno en la sangre y los tejidos, precipitando, también, la eliminación de los desechos orgánicos.

Es, además, un agente transmetilante que desintoxica al hígado y facilita la **regeneración celular.**

Promueve los procesos de oxidación en general, incluida la glucosa, mejorando la respiración celular. Mejora el metabolismo de las proteínas a nivel muscular y evita la acumulación de grasas en el hígado.

Evita la formación de los **radicales libres**, es un **antitóxico** ambiental y neutraliza los efectos perjudiciales del alcohol a nivel cerebral.

Favorece la acción de la colina y la metionina, mejora el sistema defensivo y evita los excesos de **colesterol.**

Efectos terapéuticos:

De manera general, sabemos que alivia los dolores precordiales de los **cardíacos**, normaliza la respiración y las pulsaciones, aumenta la vascularización cerebral en personas con *arteriosclerosis* y mejora la respiración tisular en general.

Tiene una marcada acción **antitóxica**, favorece el riego sanguíneo, normaliza las cifras de tensión altas y posee acción diurética. A nivel muscular aumenta la síntesis de la creatinina, especialmente del músculo cardíaco y **mejora el aprovechamiento del oxígeno por los músculos.**

Otros efectos notorios son su comportamiento como rápido y potente **antidepresivo**, así como un **energético** intenso y que es capaz de retrasar los efectos de la fatiga en los deportistas.

Otras aplicaciones:

Se cree que tiene efectos positivos en la *esclerosis múltiple*, la *distrofia muscular* progresiva, la insuficiencia respiratoria, la *angina de pecho* y la miocarditis, aunque estas acciones no están suficientemente contrastadas. Se le han atribuido acciones positivas en la diabetes, las jaquecas vasculares, el asma, la fiebre reumática y el reumatismo.

En los últimos años hay investigadores que afirman que es adecuado utilizarlo en el Sida, el cáncer y hasta en los problemas de aprendizaje de los niños.

Dado que las investigaciones sobre este nutriente están poco divulgadas, no es probable que se llegue a una pronta conclusión.

3.2.14. Vitamina C

(Ácido ascórbico)

Características:

Se trata de una sustancia blanca, soluble en agua y muy estable en forma seca, aunque se oxida con facilidad disuelta en líquido, en presencia de oxígeno, en un medio alcalino o con el calor. Cristalizada es estable en el aire y está ligada al ácido nucleico del citoplasma por intermedio del hierro.

En el organismo humano hay varias sustancias que tienen actividad como vitamina C, aunque la más activa es el ácido **L-ascórbico**, siendo el D-ascórbico el menos eficaz. Mientras que la mayoría de los animales pueden sintetizar su propio ácido ascórbico, el hombre depende exclusivamente de fuentes externas, aunque su absorción es muy fácil a nivel intestinal, salvo en la vejez o en presencia de cobre o **infecciones** intestinales.

Se almacena muy pobremente, aunque las enfermedades carenciales no aparecen sino después de muchos meses de carencia, centrándose primeramente en los tejidos y fluidos orgánicos, ya que la **glándula suprarrenal** y el hígado mantienen niveles altos durante mucho tiempo. Solamente la estimulación forzada de la glándula suprarrenal por la hormona adrenotropa, agota sus reservas.

La carencia de vitamina C provoca masas irregulares de cartílago calcificado y los huesos no se calcifican de manera normal.

El producto final del catabolismo del ácido ascórbico es el ácido oxálico, el cual se elimina por orina, aunque en algunas especies también lo hace por vía oxidativa, como bióxido de carbono.

Se almacena en los tejidos de la glándula suprarrenal, el riñón, hígado y bazo, y otra cantidad permanece libre en el suero para cubrir las necesidades diarias estimadas en 0,5 mg por kilo de peso, lo que equivale a 30 mg diarios en un adulto. Estas necesidades aumentan hasta los 150 mg en el **embarazo**, la **vejez** y las **enfermedades infecciosas**.

Funciones corporales:

Participa en la oxidación de ciertos aminoácidos, incluyendo a la tirosina y ayuda a la conversión del ácido fólico en folínico y a su almacenamiento. Desempeña un papel esencial en el transporte del **hierro**, el cual se combina con una proteína para almacenarse como **ferritina**, facilitando posteriormente su absorción intestinal.

Si bien las avitaminosis agudas como el escorbuto o el beri-beri ya no se dan en occidente, si se dan con muchísima frecuencia estados carenciales subclínicos

Es necesario para la elaboración del cemento intercelular, para el crecimiento y la regeneración de tejidos, estimulando, por tanto, la cicatrización en las heridas.

Posee un efecto estimulante de la actividad fagocitaria de los **linfocitos**, ayuda a la formación de los anticuerpos y es componente esencial de las **fibras colágenas**. Mejora la resistencia orgánica en caso de infecciones y estimula la formación de **hormonas suprarrenales**.

Ayuda al mantenimiento del **tejido conectivo**, tejido osteoide del hueso y la dentina de los dientes, siendo necesaria para la recuperación de la piel en las quemaduras. Interviene en los sistemas oxidativos del organismo, en el metabolismo de la fenilalanina y la tirosina y activa la prolina y la lisina, protegiendo también al ácido fólico.

Posee actividad inhibidora en los procesos alérgicos y es antitóxica frente a numerosos agentes patógenos, ya sean medicamentosos, ambientales o alimentarios. Actúa sobre todas las glándulas endocrinas y se la encuentra a nivel del hígado y los músculos.

Estimula el metabolismo intermedio y la respiración celular y favorece la **hematopoyesis**. Mejora la coagulación de la sangre haciendo más activa la trombina y obra en sinergia con la vitamina P en la protección de la pared vascular. Estabiliza las sales ferrosas y posee acción diurética.

Fuentes principales:

Brécol (100 mg/100 gr), **escaramujos** (1.000 mg/100 gr), patatas (20 mg/100 gr), coles de Bruselas 100 mg/100 gr), coliflor (50 mg/100 gr), **acerola** (800 mg/100 gr), naranja (50 mg/100 gr), limón (70 mg/100 gr), pomelo (40 mg/100 gr), espinacas (90 mg/100 gr), leche de vaca (2 mg/100 gr), riñones (40 mg/100 gr). Otros alimentos que también contienen cantidades altas de vitamina C son: cereza, papaya, guaraná, guayaba, piña, pera, plátano, melón, fresas y pimientos verdes.

La anemia ferropénica puede ser debida a carencia de vitamina C.

Enfermedades carenciales:

Escorbuto: En los adultos permanece latente durante 3 a 12 meses y se manifiesta con debilidad, cansancio muscular extremo, *encías sangrantes*, pérdida de peso y artralgias diversas. Aparecen pequeñas hemorragias en las uñas, las encías están hinchadas, se mueven los dientes por falta de soporte y puede darse gangrena en esa zona.

El escorbuto del niño (Moller-Barlow), ataca a los niños de seis a dieciocho meses, especialmente si son alimentados con **leches hervidas**, esterilizadas o en polvo, y no reciben zumos de naranja.

Los síntomas son similares a los del adulto pero más graves y comienzan con flaccidez general, hinchazón del vientre, *edemas* en piernas y vulva, fracturas por extrema fragilidad ósea y ni siquiera se pueden sentar por los *dolores en la cadera.*

La falta de pigmentación puede deberse a una carencia de vitamina C por su efecto sobre los aminoácidos tirosina y fenilalanina.

Ambas enfermedades se pueden evitar administrando profilácticamente 100 mg de vitamina C por día cuando se sospechen carencias. Cuando la enfermedad está ya declarada son necesarios hasta 250 mg/día durante varios meses, aunque hay autores que recomiendan dosis más altas al principio para lograr una rápida saturación. En este sentido hay muchas controversias y es difícil adoptar una postura exacta, ya que las dosis van desde apenas 100 mg/día hasta los 10 gr/día.

Otras aplicaciones no carenciales:

Hemorragias, sobre todo de las encías y la retina. En traumatismos con derrames, en las úlceras sangrantes, en la hematuria y, en resumen, en cualquier proceso que curse con hemorragia, aunque no exista carencia de vitamina C.

Disminución de la resistencia en *infecciones*, especialmente en los meses de invierno y como preventiva de *estados gripales*. En dosis altas produce un aumento en los niveles de gamma-globulinas y estimula la capacidad de adaptación de la glándula suprarrenal.

Enfermedades gastrointestinales, como hipocloridia o flora intestinal anormal. En las *colitis* ulcerosas, úlcera duodenal o gástrica. Geriatría y procesos de *envejecimiento* prematuro.

La gingivitis, encías sangrantes, pueden ser debidas a carencias de C, P y ácido nicotínico, aunque con frecuencia se deben a un uso intensivo del cepillo y la pasta de dientes.

Anginas, para reforzar las defensas y en las *anemias*, especialmente en las ferropénicas ya que aumenta la absorción del hierro. *Herpes*, sobre todo el recidivante, en las *cataratas* seniles y en las *fracturas*, para asegurar la consolidación.

Cansancio primaveral, intoxicaciones medicamentosas o producidas por álcalis, enfermedad de Addison, y en todas las insuficiencias suprarrenales. Igualmente, en la *hipotensión*, la *hiperpigmentación* del anciano, los esfuerzos musculares y las *agujetas*.

3.2.15. Vitamina P

(Rutina)

Acciones farmacológicas:

Algunos derivados fenólicos tienen una actividad vitamínica P muy alta, entre ellos la epicatequina, cuyo núcleo, además, es de la misma estructura de la vitamina E. La esculósica de la **castaña** y la cumarina tienen propiedades similares.

La vitamina P disminuye la **permeabilidad capilar** y aumenta la resistencia de los capilares protegiendo, además, de la oxidación a la adrenalina. Favorece la acción de la vitamina C, a la que protege de la oxidación, por lo que se piensa que el *escorbuto* es una avitaminosis de vitaminas C y P.

Es un factor de eficacia **antihemorrágica**, siendo necesaria para que el riñón filtre adecuadamente y ayuda al buen funcionamiento del hígado. Posee acciones positivas contra el **neumococo**, estimulando el sistema nervioso simpático y el hígado.

Fuentes naturales:

Se encuentra en abundancia en las cáscaras de naranja y limón, en los **pimientos verdes**, las guindillas y el perejil, así como en las hojas de tabaco.

Aplicaciones terapéuticas:

Escorbuto, y en todos los síndromes seudo escorbúticos con *fragilidad capilar*.

Púrpura vascular, en todas sus variantes y etiologías, salvo la trombopénicas, en todas las **hemorragias** espontáneas, nefritis, *epistaxis* y en todo déficit de coagulación.

Inflamaciones serosas, como poliartritis, pericarditis, neuritis, peritonitis, iritis o mixedema y, de modo especial, en los edemas de las pantorrillas.

La púrpura de repetición, incluida la pos-infecciosa, así como las hemorragias, puede que se deban a una carencia de vitamina K, C y P.

Sulfaminoterapia, y en los tratamientos radioterápicos y administración de bismuto.

Dermatitis causada por procesos tóxicos internos, en la dermatosis, neurodermitis y eczema.

En los procesos que cursen con congestión ocular matutina, en las verrugas junto a la vitamina A, así como en el síndrome de las **manos frías** por insuficiencia circulatoria.

4. RESUMEN

Incluso comiendo en abundancia se pueden tener graves carencias vitamínicas, pues no es la cantidad, sino su composición, lo que determina las virtudes de un alimento.

Las personas que han mejorado bruscamente su estatus económico y social suelen acusar importantes carencias vitamínicas, pues abandonan sus buenos hábitos alimentarios al prescindir de alimentos tan extraordinarios como el pan, las legumbres y las frutas. Hay tres factores esenciales para evitar la carencia de vitaminas: 1) consumir alimentos sin refinar, 2) cocinarlos con poca evaporación, aprovechando el caldo, 3) empleando solamente alimentos de temporada.

Hay más enfermedades por falta de vitaminas que por exceso. La ingestión periódica de suplementos vitamínicos, especialmente aquellos que cubren solamente las necesidades diarias, suelen ser casi siempre beneficiosas para la salud.

Las vitaminas del grupo B es mejor tomarlas juntas, preferentemente como levadura de cerveza o germen de trigo, aunque en casos específicos se recomiendan dosis altas de aquella más necesaria.

Existe una mayor demanda orgánica de vitaminas en el embarazo, la lactancia, la práctica de un deporte, la convalecencia, el estrés, y en la competitividad laboral y social.

5. EJERCICIOS DE AUTOEVALUACIÓN

1. ¿Es recomendable dar leche desnatada a los bebés? SÍ NO
2. ¿Los alimentos congelados pierden parte de sus vitaminas al descongelarlos? SÍ NO
3. ¿La vitamina A es soluble en grasas SÍ NO
4. ¿Son complementarias las vitaminas A y E? SÍ NO
5. ¿Los rayos de sol pueden suplir la ingestión de vitamina D? SÍ NO

6. ¿El vientre abultado de los bebés puede ser debido a carencia de vitamina D? SÍ NO
7. ¿Es cierto que la vitamina E se conoce como "vitamina de la fecundidad"? SÍ NO
8. ¿La vitamina K es un anticoagulante? SÍ NO
9. ¿Están emparentados los ácidos grasos esenciales con la vitamina F? SÍ NO
10. ¿Es adecuado tratar las mastopatías con vitamina F? SÍ NO

11. ¿Es conveniente dar las vitaminas del grupo B por separado? SÍ NO
12. ¿La levadura de cerveza contiene vitaminas del grupo B? SÍ NO
13. ¿Es igual dar ácido nicotínico que nicotinamida? SÍ NO
14. ¿Es útil el ácido pantoténico para mejorar el crecimiento del pelo? SÍ NO
15. ¿La leche en polvo contiene las mismas vitaminas que la fresca? SÍ NO

16. ¿Se debería dar ácido fólico a una embarazada? SÍ NO

17. ¿La carencia de vitamina B-12 provoca anemia perniciosa? SÍ NO

18. ¿Las naranjas son el alimento que más vitamina C posee? SÍ NO

19. ¿La cáscara del limón es rica en vitamina P? SÍ NO

20. ¿Las hemorragias nasales pueden ser debidas a carencia de vitamina B-6? SI NO

5.1. RESPUESTAS A LOS EJERCICIOS DE AUTOEVALUACIÓN

1. NO, salvo expresa indicación médica
2. SÍ
3. SÍ
4. SÍ
5. NO

6. SÍ
7. SÍ
8. SÍ
9. SÍ
10. SÍ

11. NO
12. SÍ
13. NO
14. SÍ
15. NO

16. SÍ
17. SÍ
18. NO
19. SÍ
20. NO

EXAMEN

1. ¿El síndrome de los pies ardientes a qué avitaminosis corresponde?

2. ¿Qué avitaminosis ocasiona la falta de adaptación a la oscuridad?

3. ¿Las hemorragias en los ojos pueden ser debidas a carencias de B-2, C y/o vitamina K?

4. ¿Las "boqueras" son una prueba de avitaminosis B-2?

5. ¿Qué vitaminas son útiles en las parálisis musculares?

6. ¿Las convulsiones pueden ser originadas por avitaminosis B-6?

7. ¿Las neuritis pueden mejorarse con la toma de alguna vitamina?

8. La carencia de vitamina D produce numerosas alteraciones en los huesos; explica cuáles.

Lección 3

ÍNDICE

MINERALES

Lección 3

Objetivos de este tema

Aunque los seres humanos estamos compuestos básicamente de agua y minerales, a éstos últimos no se les ha prestado la debida atención en la nutrición humana, salvo a aquellos considerados como macronutrientes (el calcio y el hierro, por ejemplo), siendo considerados los otros como elementos con bastante menos interés.

Por ello, en este apartado analizaremos no solamente los macrominerales, sino, y muy especialmente, aquellos oligoelementos que comúnmente son menos conocidos pero que poseen propiedades que les hacen imprescindibles para la salud.

El alumno tendrá así un nuevo arsenal para el tratamiento de las enfermedades, tanto empleando los alimentos ricos en minerales, como utilizando aquellos que la industria farmacéutica pone a disposición del enfermo.

1. NUESTRO CUERPO

Nuestro organismo está compuesto de:

Oxígeno: 62, 81%

Carbono: 19,37%

Hidrógeno: 9,31%

Nitrógeno: 5,14%

El resultado de la suma es del 96,63% y respecto a los minerales:

Calcio: 1,38%

Azufre: 0,64%

Fósforo: 0,63%

Sodio: 0,26%

Potasio: 0,22%

Cloro: 0,18%

Magnesio: 0,04%

Hierro: 0,005%

Estos minerales suman un 3,355%, que unido a lo anterior, nos da un 99,985%. Pues el resto, un "ridículo" 0,015% queda para casi 30 componentes denominados **"oligoelementos"** los cuales intervienen en, al menos, 600 reacciones enzimáticas, la mayoría vitales para la supervivencia.

Esa proporción tan desmedida entre los líquidos, los minerales y los oligoelementos, fue la razón de que los científicos despreciasen estos últimos durante siglos, denominándolos como impurezas o residuos sin el menor interés.

Cubrir nuestras necesidades de minerales

En principio, cubrir nuestras necesidades en cuanto a minerales se refiere no tendría que ser difícil, ya que se encuentran mejor distribuidos por la naturaleza que las **vitaminas**, pero al igual que ocurre con éstas la mano del hombre es capaz de desequilibrar un alimento que en su estado natural es perfecto.

El afán por presentar los alimentos con un color impecable, con unas formas geométricas estéticas, envasado y conservado de manera que aguante días y hasta semanas en los depósitos, hace que se pierdan en el proceso aquellos nutrientes más sensibles a la manipulación, entre ellos los minerales.

Pongamos dos ejemplos:

La harina de **trigo** integral, con su germen incluido, contiene 63 partes de cinc, 0,2 de cobalto, 6,2 de cobre, 1,75 de cromo, 30 de hierro y 0,12 de magnesio.

Una vez refinada y blanqueada, las pérdidas de estos nutrientes llegan al 80% y solamente encontramos 10,5 de Cinc, 0,07 de Cobalto, 0,63 de Cobre, 0,23 de cromo, 9,1 de hierro y 0,021 de magnesio.

En el **azúcar**, ese alimento extraordinario a quien la mano del hombre ha convertido en un producto dañino para la salud, es otro ejemplo ya que en su estado natural contiene 52 partes de calcio, 870 de Cinc, 40 de cobalto, 44 de fósforo, 4 de hierro y 230 de potasio.

Una vez blanqueada y pulverizada ya solamente contiene 5 partes de calcio, 20 de Cinc, 1,0 de fósforo, 0,1 de hierro y apenas 0,5 de potasio, habiendo desaparecido ya el azufre, el cobalto y el cloruro.

Nuevas pérdidas

Si ya en el proceso de **refinado** de los alimentos se eliminan una gran cantidad de minerales, el **cocinado** aumenta aún más las pérdidas de calcio, manganeso y cinc, entre otros, aunque parte de estos minerales pueden permanecer inalterados en el caldo de cocción.

Si a estos datos le sumamos las **cosechas** forzadas, con el agotamiento mineral del suelo, y la costumbre hogareña de eliminar las hojas más verdes de los vegetales o de pelar las frutas, nos daremos cuenta de la facilidad que existe para tener carencias en uno o más minerales esenciales.

La descongelación y cocinado de los alimentos son la causa principal de la pérdida de las sales minerales, aunque se pueden recuperar en parte si nos tomamos el agua de cocción

2. LOS MINERALES

2.1. CALCIO

De todos los minerales presentes en nuestro organismo el calcio es, sin lugar a dudas, el elemento más importante ya que supera con mucho su presencia respecto al resto, llegando a constituir hasta el 2 por ciento del peso corporal, o lo que es igual, unos 1.200 gramos en el adulto.

De esta cantidad el 99 por ciento se distribuye entre los huesos, tejidos duros y dientes.

Tal es su proporción que del total de minerales que existen en el cuerpo humano el 39 por ciento de ellos está como calcio y solamente una ínfima parte, apenas el **1 por ciento** de esa cantidad, se encuentra en la sangre, líquidos extracelulares y en el interior de las células.

Pues es precisamente esa pequeña porción la que cumple una misión vital para la salud.

Alrededor de 700 gramos de calcio entran y salen diariamente del sistema óseo en forma de fosfato y carbonato de calcio y una pequeña proporción lo hace como fluoruro y magnesio. Los vasos sanguíneos y linfáticos, la médula ósea y la sangre, pasan a través de la matriz y los minerales se difunden así al líquido extracelular.

El hueso, además, es una parte viva y cambiante de nuestro organismo y por ello cada seis años el calcio es reemplazado totalmente de nuestro cuerpo y ayuda a una serie de funciones y reacciones físicas entre las que se encuentran la **contracción muscular**, la **coagulación sanguínea**, la reacción nerviosa a los estímulos, la utilización adecuada del hierro alimentario, etc.

El calcio de los dientes es similar, aunque con una presencia mayor de fluoruros, y constituye una reserva mineral en caso de carencias, por lo que podemos considerar las *caries* y la mala formación de los dientes, como una señal de alarma en relación con el metabolismo del calcio.

Otra reserva no menos importante se encuentra en los líquidos extracelulares, especialmente en las trabéculas de los **huesos largos,** y que el organismo utilizará en caso necesario aunque para ello tenga que descalcificar al hueso.

A fin de cuentas, un hueso con poco calcio no compromete la salud, pero si esta carencia abarca a la sangre las consecuencias pueden ser muy graves.

Afortunadamente y como ya hemos dicho, el hueso es un **elemento vivo** en continua renovación y una carencia no altera su estructura, pudiéndose restablecer su porcentaje de calcio en pocos días. Por desgracia, y como también ocurre con el resto del cuerpo, la función regeneradora se va debilitando con el paso de los años y el hueso puede perder más calcio del que puede retener. Es como si perdiera la memoria y a pesar de disponer de suficiente cantidad de calcio no pudiera asimilarlo ni fijarlo.

<u>Aunque la ingestión de calcio suele ser alta en una dieta normal, solamente podemos absorber un 20 por ciento y en ocasiones ni siquiera llega al 10 por ciento. El resto se elimina sin poder ser aprovechado, aunque existen modos de evitar esta pérdida tan importante.</u>

Sabemos de una serie de factores que facilitan su aprovechamiento, como son:

1.	Un aumento en la *acidez* gástrica, ya que es muy soluble en presencia de ácido	clorhídrico y facilita su absorción a través del intestino delgado.

2.	Presencia de **vitamina D** que hace que el calcio se absorba antes de llegar al colon, donde ya no se puede absorber.

3.	Presencia de **lactosa**, pues al unirse ambos forman un compuesto que puede ser transportado a la mucosa intestinal y evita así la precipitación como complejo insoluble.

4.	Suficiente cantidad de **grasa** para que frene la excesiva motilidad intestinal que impida su absorción por falta de tiempo.

5.	Cantidad adecuada de **proteínas** para formar compuestos quelatos que faciliten su metabolización. No obstante, un consumo alto puede ser contraproducente.

Dar dosis continuadas de calcio a los niños pequeños puede ocasionar una estatura final menor a causa del cierra prematuro de la epífisis.

Factores que contribuyen a una carencia:

1.	Poco ejercicio físico o **inmovilización** por enfermedad. Los huesos pierden la propiedad de atraer el calcio y retenerlo, eliminando la mayoría del consumido con la dieta.

2.	La toma de alimentos **alcalinos** o medicamentos utilizados para combatir la acidez gástrica.

3.   Tomar alimentos muy ricos en **ácido oxálico** el cual se combina con el calcio formando así oxalato cálcico, una mezcla no absorbible y que puede dar lugar a formación de cálculos.

4.   Ingestión exagerada de alimentos ricos en **ácido fítico**, rico en fósforo, el cual forma fitato cálcico insoluble. No obstante, esta teoría parece que era mal intencionada, promovida por los detractores de la alimentación vegetariana, ya que según comprobaciones posteriores demostraron que el ácido fítico es destruido, o bien en el proceso de elaboración del pan integral, o bien por la acción de los propios jugos gástricos.

5.   Ingesta insuficiente, ya que los alimentos muy ricos en calcio son pocos y el agua, una fuente de importancia, no es igual en todas las zonas.

6.   Aumento de las necesidades, especialmente en **embarazadas** y lactantes, niños en **crecimiento**, práctica de algún ejercicio intenso, tensión emocional prolongada, dolores crónicos o intensos, infecciones u operaciones quirúrgicas.

7.   Traumatismos óseos que obliguen a una restauración del hueso.

8.   Consumo elevado de **fósforo**, especialmente en tabletas o lecitinas.

9.   Exceso de **grasas saturadas** en la alimentación las cuales forman un compuesto insoluble con el calcio.

10.   Consumo extra de **fibra** dietética (salvado, en especial.)

11.   *Menopausia* y cualquier alteración en la mujer que produzca poca cantidad de estrógenos.

12.   Hiperfunción de la glándula tiroides y/o paratiroides, ésta última porque aumenta las necesidades de calcio.

13.   Uso continuado de **diuréticos.**

 La falta de ejercicio regular ocasiona huesos frágiles

Funciones orgánicas:

•   Construir y reconstruir los huesos y dientes.

•   Indispensable para la actividad del ATP, lo que permite la liberación de energía a nivel muscular.

•   Necesario en la **coagulación** de la sangre por su papel en la producción de fibrina y la estimulación de la tromboplastina por las plaquetas, permitiendo el paso a trombina, en unión a la vitamina K.

•   Controlar la **permeabilidad** de la membrana celular y el paso de los nutrientes, en unión a la lecitina.

•   Indispensable en la **transmisión nerviosa** de los músculos, entre ellos el corazón, manteniendo el tono muscular y el número de latidos en unión al potasio, el magnesio y el sodio.

•   Favorece el **sueño** y controla los excesos de hiperexcitabilidad emocional.

- Equilibra la relación ácido-base de la sangre.

- En el embarazo ayuda a la liberación de la hormona **prolactina** para que se produzca la lactancia.

- Controla los niveles altos de **histamina.**

- Evita la acumulación de **metales** tóxicos en el organismo.

 **El calcio ayuda a la contracción muscular**

Fuentes naturales:

El calcio procedente de los productos **lácteos** es mejor asimilado que el procedente de otras fuentes, quizá porque va unido con otros minerales y vitaminas que favorecen su absorción.

En el reino vegetal hay alimentos como los nabos, el **brécol**, la col y las legumbres, que son otra fuente importante de calcio, mientras que en el reino mineral es sin lugar a dudas la **Dolomita** la fuente inorgánica más adecuada para cubrir carencias, ya que junto al calcio se encuentran el sílice, el magnesio y el flúor, entre otros minerales.

La concha de **ostras** y la **cáscara del huevo** que habitualmente se tiran al cubo de la basura, son extraordinarias maneras de tomar calcio extra simplemente pulverizándolas y añadiéndolas a las comidas.

Esta es una pequeña relación de alimentos ricos en calcio **(cantidad expresada en miligramos):**

	Sardinas en aceite: 624
Leche condensada: 271	Semillas de sésamo: 120
Leche de mujer: 33	Algas marinas: 1.200
Leche de vaca: 160	Margarina: 12
Queso manchego: 1.290	Café: 5
Yogur: 150	Zumo de naranja: 11
Almendras: 210	Azúcar moreno: 51
Higos secos: 320	Chocolate con leche: 228
Judías: 52	Miel: 20
Pan integral: 32	Carne de cerdo: 5
Avena: 65	Jamón serrano: 9
Zanahorias: 55	Huevo de gallina: 54
Caviar: 276	Bacalao salado: 50

Se calcula que las necesidades diarias de calcio de un adulto deben ser de al menos 800 mg aunque hay otros estudios que afirman que con solamente 500 mg es suficiente.

Si tenemos en cuenta que las pérdidas por el proceso metabólico son de 320 mg diarios y que solamente se absorbe el 30% del calcio ingerido, es más lógico pensar que la primera cifra es la más correcta, especialmente si tenemos en cuenta que es necesario asegurar cierta cantidad de reserva para cubrir carencias futuras.

Las necesidades de calcio son más altas en las **niñas**, especialmente a partir de los 16 años.

Aunque la frase de "comer para dos", que se decía de la embarazada, ya nadie la tiene en cuenta, es cierto que hay ciertos requerimientos, entre ellos el del calcio, que necesitan duplicarse para cubrir las nuevas demandas.

Afortunadamente, la naturaleza es sabia y si la madre no ingiere estas dosis extras el organismo eliminará menos del que habitualmente se excreta y, si aún no basta, extraerá el calcio necesario de los huesos y dientes de la madre.

Este hecho hay que hacerlo extensivo a la lactancia, pues el recién nacido necesitará 600 mg de calcio por día y hasta un gramo al llegar a los 10 años, aumentando hasta casi el gramo y medio en la adolescencia.

2.1.1. Equilibrio calcio-fósforo

Al igual que ocurre con las vitaminas, la relación entre la cantidad de minerales debe ser la correcta y el exceso de uno puede desequilibrar a otro. El calcio necesita para su metabolismo suficiente cantidad de **magnesio, sílice** y **flúor**, además de **vitamina D**.

Referente al fósforo no solamente es necesaria su presencia sino que la proporción tiene que ser siempre la adecuada que es de 1 a 1 durante el embarazo y la lactancia y de 2,2 a 1 en los adultos. El exceso de fósforo, por tanto, provocará mayor demanda de calcio y si no se le administra habrá carencias.

Otro factor que puede desequilibrar esta relación es la hormona **calcitonina**, segregada por el tiroides, la cual se une a la hormona parathormona, segregada por la glándula paratiroides, cuya misión es mantener en el plasma una cantidad media de 10 mg por cada 100 ml de plasma. Si el nivel en sangre desciende, la parathormona extraerá calcio de los huesos y lo liberará en el torrente sanguíneo, al mismo tiempo que disminuirá la excreción de calcio por el riñón. Suponiendo que el nivel en sangre esté muy alto será la calcitonina la que lo regulará aumentando la expulsión por la orina.

Formas comerciales para tomar calcio:

Dolomita

Es la forma más adecuada como complemento dietético, aunque la cantidad ingerida es pequeña. No obstante, y dada su gran absorción es una buena manera para tomar dosis extras sin problemas de sobredosis. La dolomita es una roca de **origen marino** que contiene carbonato cálcico-magnésico concentrado en la piedra caliza, además de otros minerales que le aseguran un buen equilibrio.

Harina de huesos

Se presenta en cápsulas de **gelatina** que favorece su absorción, impidiendo así que se mezcle con otros compuestos no deseados. Se absorbe en el intestino y atraviesa parcialmente la mucosa intestinal.

Contiene una proporción natural entre el calcio y el fósforo, muy similar a la orgánica, además de partículas de **magnesio**. Su absorción es menor, aunque se puede mejorar tomándola en presencia de alimentos ácidos.

Quelato de calcio

En teoría es una forma muy adecuada para asimilarlo, ya que al unirlo a un **aminoácido** engañamos al organismo y le hacemos creer que ya está metabolizado. Los defensores de los alimentos naturales no están de acuerdo con este "engaño", aunque es una forma dietética muy extendida. Su biodisponibilidad es **muy alta** y por ello no son necesarias dosis altas de mineral.

Ascorbato de calcio

Es el resultado de unir químicamente la **vitamina C** con el calcio, lo que permite administrar dosis más altas de ambos en cada toma.

La vitamina C efectivamente facilita la absorción del calcio, su conducción, pero no todos los países admiten esta combinación como producto dietético natural ya que, a fin de cuentas, es el resultado de una manipulación de laboratorio.

Carbonato de calcio

Es un producto de laboratorio empleado para combatir la acidez gástrica, lo cual no lo hace adecuado como complemento de calcio. Produce *estreñimiento*, su absorción es muy pequeña y suele combinarse con facilidad con el ácido oxálico.

Glicerofosfato de calcio

Tiene efecto tonificante sobre el sistema nervioso y mejora la *astenia*.

2.1.2. Deficiencias de calcio

Los valores sanguíneos del calcio oscilan entre 8,8 y 10,4 mg/dl, estando el 40% del calcio total ligado a las **proteínas plasmáticas**, mientras que el resto forma complejos con el fósforo y el ácido cítrico y un 50% circula libre, estando las reservas orgánicas en el hueso del cual se intercambia diariamente un 1%.

La regulación del calcio depende esencialmente de la hormona paratiroidea PTH, compuesta de 84 aminoácidos, y de la **vitamina D**. La acción hormonal moviliza rápidamente el calcio y el fósforo favoreciendo su absorción y retención, actúa sobre los túbulos renales para contribuir a la eliminación y reabsorción, y aumenta la absorción a través de los intestinos.

En momentos de equilibrio orgánico la cantidad que llega del intestino a los huesos es igual a la que se elimina por orina y cuando hay poca ingesta alimentaria aumenta la absorción intestinal y disminuye la eliminación renal, dependiendo este mecanismo de la vitamina y la PTH.

El *Hipoparatiroidismo*, una tendencia a la carencia de calcio acompañada de tetania y convulsiones, suele producirse como consecuencia a una operación quirúrgica en el tiroides. Si no es así, esta enfermedad suele darse por causas genéticas en la cual, o bien la glándula paratiroides no existe o está atrofiada.

Otras enfermedades que producen síntomas similares son el addisonismo, la candidiasis, así como la carencia de alguna proteína reguladora y ciertos anticuerpos aún no determinados.

La *deficiencia de vitamina D* es, sin embargo, la causa más extendida y esta puede estar producida por una alimentación inadecuada, poca exposición a la **luz solar**, enfermedades hepatobiliares o mala absorción intestinal.

También, la toma continuada de **barbitúricos** y otros anticonvulsionantes provoca deficiencia funcional de vitamina D a causa de un aumento en su catabolismo. Además de estas causas, puede existir una resistencia a la vitamina D que haga imposible su utilización en el metabolismo del calcio.

La exposición a la luz solar no es suficiente para asegurar la cantidad de vitamina D necesaria

La *enfermedad tubular renal* a causa de una intoxicación por **metales pesados** o acidosis extrema, produce hipocalcemia, lo mismo que la insuficiencia renal por fosfatos y no se puede tratar con vitamina D.

La *carencia de magnesio* debida a la dieta o a mala absorción, produce poca producción de la hormona PTH.

La *pancreatitis aguda* disminuye los niveles séricos de calcio, lo mismo que la carencia de proteínas.

Síntomas:

No hay una sintomatología muy definida, aunque suele ir ligada a la carencia de vitamina D y su desarrollo es lento y centrado en *alteraciones neurológicas* que pueden confundirse con otras enfermedades más comunes.

Hay demencia, depresión y psicosis inexplicable, y en ocasiones edema de papila y cataratas si la hipocalcemia es prolongada. Solamente en casos graves se produce espasmo laríngeo y *convulsiones* generalizadas.

La enfermedad asociada es la *Tetania* y se caracteriza por dolores en la lengua, los labios y dedos de los pies, dolores musculares generalizados y espasmo de la musculatura facial. Anterior a ello hay bastante *inestabilidad al andar*, contracción de los músculos faciales, *hiperventilación* respiratoria que puede confundirse con ansiedad y alteraciones en el encefalograma.

Hipercalcemia

Los niveles excesivos de calcio son tan peligrosos como la carencia y se debe tratar como una caso de intoxicación urgente. Las causas pueden ser:

Destrucción excesiva de la masa ósea por:

• Exceso de hormona paratiroidea a causa de un hiperparatiroidismo primario o un carcinoma paratiroideo.

• Una hipercalcemia tumoral en los procesos malignos.

• Procesos malignos con metástasis óseas en leucemias, linfomas, mielomas.

• Hipertiroidismo.

• Intoxicación por vitamina D.

• Inmovilización en pacientes jóvenes. Enfermedad de Paget o ancianos con osteoporosis.

Por ingesta excesiva o aumento de la absorción intestinal del calcio a causa de:

• Intoxicación por vitamina D. Síndrome de la leche y alcalinos.

• Sarcoidosis y otras enfermedades similares crónicas.

• **Concentración elevada de proteínas plasmáticas y otras causas como:**

- Mixedema, enfermedad de Addison y de Cushing.

- Tratamiento con diuréticos tiacídicos.

- Hipercalcemia infantil.

- Estasis venosa prolongada mientras se obtiene una muestra de sangre.

- Prueba de laboratorio falsa por utilizar vidrio contaminado.

Síntomas de la hipercalcemia:

A veces no se detectan, salvo en un análisis de sangre rutinario, y en ausencia de éste pueden ser confundidos con otras enfermedades, salvo que se disponga de un historial del paciente muy completo.

La sintomatología comprende estreñimiento, anorexia, náuseas, vómitos y dolor abdominal. A nivel renal hay poliuria, nicturia y dolor en la micción. De continuar la sobredosis aparecerá *confusión*, delirio, psicosis, estupor y finalmente coma. Antes de ello, la afección neuromuscular puede causar debilidad importante de los músculos esqueléticos y quizá convulsiones e hipertensión. El final es con shock, insuficiencia renal y muerte.

Aplicaciones del calcio:

- En todas las formas artrósicas, especialmente en las de la *menopausia* y vejez, así como en las osteoporosis, en unión a la vitamina D, al flúor y al magnesio.

- Problemas dentarios con *caries*, piorrea y encías sangrantes, unido a la vitamina C.

- Ulcera duodenal, colitis, diarreas y estreñimiento, junto a las vitaminas A, C y el magnesio.

- En todos los traumatismos que cursen con *fracturas* óseas.

- En época invernal y cuando exista tendencia al *raquitismo*, junto a la vitamina C.

- Todo tipo de calambres, sean causados o no por carencia de calcio, así como en la tetania y *convulsiones*, unido a la vitamina B-6.

- *Vértigo* y síndrome de Meniére, junto a la vitamina B-6.

- Uñas frágiles, junto al hierro, sílice y vitamina A.

- Anemia, diabetes y disfunciones glandulares en general, en unión al hierro.

- Envejecimiento prematuro, junto a la vitamina F.

- *Alergias*, asma, urticaria, shock anafiláctico, junto al manganeso.

- Para favorecer el *sueño*. Es un sedante del SNC y disminuye la permeabilidad de su membrana.

- Refuerza al músculo cardiaco actuando como un cardiotónico.

- Trastornos de la coagulación, por déficit.

- Tuberculosis, broncopulmonía.

2.2. MAGNESIO

Es el cuarto catión más abundante en el organismo, siendo su contenido corporal de 2.000 mEq en un varón de 70 kilos, encontrándose casi la mitad en el hueso, no siendo fácilmente intercambiable con el que se encuentra en el líquido encefalorraquídeo que contiene apenas un 1% del total. El resto, ese 49%, se encuentra distribuido intracelularmente.

La concentración idónea del magnesio corporal se mantiene gracias a la ingesta alimentaria y al control renal e intestinal que se realiza, en parte controlado por la hormona PTH la cual, como sabemos, también regula la cantidad de calcio. En caso de poca ingesta la eliminación fecal e intestinal prácticamente es nula, aunque esta facultad de regularlo se altera si la dieta es muy alta en fósforo y calcio.

El 30% del magnesio orgánico se encuentra ligado a proteínas, dependiendo esta unión del pH.

En la naturaleza se encuentra normalmente como **carbonato de magnesio,** siendo uno de los minerales más abundantes de la corteza terrestre, ya sea como la forma anteriormente dicha o como magnesita, **dolomita,** carnalita o epsomita.

Funciones corporales:

1.   Activa una gran variedad de enzimas, entre ellas la fosfatasa alcalina y el trifosfato de adenosina.

2.   Estabiliza la estructura macromolecular del ADN y del ARN.

3. Es necesario para la actividad del pirofosfato de tiamina, la forma activa de la **vitamina B-1**.

4. Interviene en el metabolismo del **calcio** y el **fósforo**.

5. Tiene un papel esencial en la **relajación muscular**.

6. Es cofactor en el metabolismo de la vitamina B-2.

7. Favorece el **crecimiento** estatural de los niños.

8. Tiene funciones similares al calcio, aunque son antagonistas si se encuentran en cantidades excesivas.

9. Evita la formación de **cálculos** de oxalato cálcico en los riñones.

10. Regula la temperatura corporal.

11. Es cofactor en la producción de diversas hormonas.

12. Su presencia es esencial en la transmisión de los impulsos nerviosos.

13. Mantiene los huesos, articulaciones, cartílagos y dientes en buen estado.

14. Regula el **azúcar** y el **colesterol** presente en la sangre.

15. Mantiene las contracciones cardiacas y regula su excitabilidad.

El calcio y el magnesio son antagonistas en la contracción muscular, pues el magnesio relaja el músculo, mientras que el calcio lo contrae.

Causas de su carencia:

- Alimentos **procesados** y congelados.

- Consumo de **cereales refinados** y blanqueados.

- Utilización de **azúcar** y sal refinadas.

- Consumo cotidiano de **salvado** y otros estimulantes del peristaltismo intestinal.

- Elevado consumo de suplementos de fósforo, **calcio** y vitamina D, sin que contengan también magnesio.

- Diarreas crónicas, colon irritable, enfermedad celíaca o toma de **laxantes**, aunque sean naturales.

- Administración hospitalaria de sueros gluco-salinos.

- **Dietas** por obesidad.

- Tratamiento con fármacos como la insulina, corticoides, **píldoras anticonceptivas**, mezclas de aminoácidos, diuréticos, antineoplásicos, antibióticos, **digoxina** o derivados del digital, aldosterona o tiroxina.

- Alcoholismo.

- Necesidades aumentadas por enfermedades como el cáncer, cirugía, shock, astenia aguda, sudoración abundante, insuficiencia paratiroidea, cirrosis hepática, *insuficiencia cardiaca*, nefrosis, enteritis, alergias y estrés.

- Lactancia.

- Malnutrición proteico-calórica.

Fuentes naturales:

Aunque está tan extendido en la naturaleza que se piensa que es difícil su carencia, lo cierto es que dada su poca absorción y gran eliminación, junto con la pobreza que tienen los alimentos en magnesio a causa del procesado industrial, se hace necesario buscar alimentos que nos proporcionen cantidad suficiente para cubrir nuestras demandas estipuladas en 350 mg/día en adultos y 100 mg/día en niños.

Aunque la presencia de magnesio es abundante en la naturaleza, el refinado de los alimentos vegetales ha causado su empobrecimiento

Lo podemos encontrar en:

Germen de trigo: 310 mg/100 gr.

Almendras: 270

Nueces: 225

Semillas de soja: 200

Salvado: 490

Pan integral: 80

Hortalizas de hoja: 100

Albaricoques: 62

Cacahuetes: 175

Semillas de sésamo: 175

También en el chocolate, el cacao, castañas, **cereales**, cerezas, dátiles, espinacas, frambuesa, leche, lechuga, peras, plátanos, puerro y queso.

2.2.1. Síntomas de deficiencia:

Los síntomas no suelen ser aislados y se encuentran asociados a otras carencias nutritivas. Las alteraciones del sistema nervioso se parecen a las que se dan cuando hay intoxicación por *curare* y consisten en ***irritabilidad muscular*** y nerviosa.

También se dan anorexia, náuseas, vómitos, letargo, debilidad, alteraciones de la personalidad, temblores y signos neurológicos similares a la hipocalcemia e hipokalemia.

El electromiograma registra alteraciones miopáticas y si se trata de niños pueden haber convulsiones muy generalizadas.

Otros autores refieren:

Insomnio.

Debilidad y astenia.

 Dolores articulares.

Contracciones musculares dolorosas.

 Espasmos en músculos pequeños, como los párpados.

Muecas, calambres y tics nerviosos.

 Dificultad en mantener los pies quietos.

Síndrome de raíz cervical.

Estreñimiento.

Falta de coordinación muscular y poca destreza para el ejercicio.

Entumecimiento de las extremidades.

Episodios epilépticos.

Mala memoria.

Taquicardias.

Dificultad para tragar, con vómitos frecuentes por espasmo del esófago.

Dismenorreas.

Alteraciones de la personalidad como esquizofrenia, depresiones suicidas y ansiedad.

Miedo al futuro.

Ataxias.

Verrugas, papilomas, acné, eczemas y psoriasis.

Reumatismo.

Exceso de magnesio

Aunque poco frecuente dada su gran eliminación, pueden darse casos en personas que toman medicamentos para combatir la **acidez gástrica** durante años o que utilizan suplementos dietéticos para mejorar su artrosis. También pueden darse casos de sobredosis en pacientes con insuficiencia renal.

La sobredosis produce alteración generaliza de la transmisión neuromuscular como consecuencia de la inhibición de la acetilcolina. Los reflejos tendinosos están disminuidos, hay hipotensión arterial, depresión respiratoria y diarreas. De no interrumpirse el tratamiento puede producirse parada cardiaca.

El tratamiento de urgencia consiste en administrar **gluconato cálcico** para contrarrestar todas las alteraciones, incluida la depresión respiratoria.

Aplicaciones no carenciales:

Aunque el carbonato y el cloruro de magnesio son las formas dietéticas más habituales, es mejor ingerirlo como **dolomita, aspartato de magnesio** o **quelato de magnesio**, ya que a su gran absorción hay que añadir su poco efecto como laxante o irritativo gástrico.

Neuralgias.

 Espasmos nerviosos.

Cefaleas.

Cólicos intestinales.

 Calambres estomacales.

Tos convulsiva.

Dismenorreas.

 Arteriosclerosis.

Arteritis obliterante.

Flebitis después del parto.

Trombosis.

Dispepsias y aerofagia.

Litiasis biliar.

Adenoma de próstata.

Cistitis de repetición.

Gota.

Fragilidad del cabello.

 Dientes frágiles.

Otitis infecciosa.

Piorrea alveolar.

Catarros, asma, enfisema.

 Opacidad del cristalino.

Preventivo del cáncer.

Psoriasis y vitíligo.

2.3. FÓSFORO

No se encuentra en estado libre en la naturaleza y lo hayamos en forma de fosfato, fluoroapatita, cloroapatita y fosforita, entre otras formas, ocupando el 0,12% de la corteza terrestre.

Estrechamente ligado al **calcio** y relacionado también con sus funciones orgánicas, es el segundo mineral en cuanto a cantidad, ya que representa el 22% del total de minerales corpóreos. Mantiene una proporción de 2,2 partes de calcio por 1 de fósforo como fosfato de calcio insoluble (apatita) en un 80% en el sistema óseo y dentario, estando el otro 20% distribuido por todas las células corporales, líquidos extracelulares y combinado con hidratos de carbono, lípidos y proteínas.

Funciones corporales:

• ➡ Desempeña un papel esencial en la producción de la **energía** a través de los alimentos al realizar la fosforilación.

• ➡ Junto con el calcio es imprescindible para la formación de huesos y dientes.

- Al ser un componente de los ácidos nucleicos ADN y RNA interviene en las características de la **herencia**.

- Es componente del fosfato de creatina y del ATP, enzimas productores de energía a partir de la glucosa.

- Esencial para formar las coenzimas de las vitaminas del grupo B.

- Forma parte al unirse a ciertas grasas de los fosfolípidos, componente esencial de la membrana celular.

- Actúa como amortiguador en los líquidos extracelulares.

- Permite la transferencia de los **impulsos nerviosos**.

- Estimula las **contracciones musculares** y cardiacas.

- Regula el pH sanguíneo.

- Controla al sodio, potasio, calcio y magnesio.

- Se combina con vitaminas tan importantes como la colina y el inositol.

Metabolismo:

Las necesidades diarias estimadas son de 1.500 mg, necesitándose la máxima dosis a la edad de 11 a 18 años y la menor hasta los 6 meses.

Se absorbe el 70% de fósforo procedente de los alimentos, el cual pasa la mayor parte a los **huesos** y **dientes** en unión al calcio, dependiendo esta absorción de la vitamina D y el calcio. Como fosfato de calcio, de sodio o de potasio, se asimila muy bien a nivel del intestino delgado, siendo separado de las fosfoproteínas y las nucleoproteínas posteriormente. Los músculos llegan a tener un 10% del fósforo corporal necesario para la producción de energía mecánica y el tejido nervioso un 1% que favorecerá la transmisión de los impulsos nerviosos.

Su absorción se puede ver beneficiada con una dieta rica en grasas, aunque así se perjudica la absorción del calcio y puede dar lugar a desequilibrios minerales.

2.3.1. Causas de carencia

• Disminución de la reabsorción renal de PO4 no acompañada de excreción intracelular.

• Trastornos hormonales como el hiperparatiroidismo.

• Defectos del túbulo distal renal adquiridos por carencia de **magnesio** y **calcio**.

• Administración continuada de **diuréticos**.

• Inanición crónica, caquexia o **anorexia nerviosa**.

• Síndrome de mala absorción.

• Diabetes graves con cetoacidosis severa.

• Alcoholismo agudo.

• Quemaduras graves.

• Alcalosis respiratoria

- Suplementos continuados de **hierro**, aluminio o **magnesio** los cuales forman fosfatos insolubles.

Dosis continuadas de fósforo pueden ser hepatotóxicas

Fuentes naturales:

Azúcar moreno: 44 mg

Melaza de caña: 93

Hígado de cerdo: 306

Morcilla: 50

Pavo: 320

Pollo: 200

Carne de vaca: 200

Huevo: 204

Atún en aceite: 295

Bacalao seco: 891

Calamares: 119

Gambas: 230

Lenguado: 303

Merluza: 318

Sardinas en aceite: 293

Leche de vaca: 91

Yogur: 135

Margarina: 13

Zumo de limón: 10

Té: 5

También lo encontramos en las **nueces**, legumbres, cereales, **albaricoques**, alcachofas, almendras, **aceitunas**, apio, arroz, cerezas, castañas, cebolla, **champiñones**, col, ciruelas, espárragos, espinacas, nuez, peras, plátanos y uvas.

Otras formas menos conocidas son la **levadura** doméstica en polvo, el ácido fosfórico de los refrescos, los polifosfatos añadidos al jamón para evitar la deshidratación, y las sales emulsionantes que se emplean para conservar alimentos como el queso.

Síntomas carenciales

En los casos graves hay trastornos neuromusculares importantes, con encefalopatía progresiva, coma y muerte. En las patologías medias existe *debilidad muscular*, alteraciones hematológicas con *anemia* hemolítica a causa de una disminución del oxígeno a partir de la hemoglobina y alteración de la función de los trombocitos y leucocitos. También se da una disminución en la cantidad de ATP, del glicerofosfato integrado en los hematíes y una disminución en el aporte de **oxígeno** a los tejidos.

Estos casos son frecuentes en el alcoholismo, la acidosis diabética, la nutrición parenteral prolongada y la alcalosis respiratoria grave.

En estas patologías serias, que, por supuesto se tratan siempre a nivel hospitalario, se administra fosfato potásico intravenoso si la función renal es correcta. Si no es así se utilizará el fosfato sódico. En los casos leves que no implican hospitalización puede bastar ingerir un litro de **leche** que proporcionará 1 gramo de fósforo y suprimir cualquier antiácido que se estuviera tomando.

Otros síntomas carenciales pueden ser:

. Entumecimiento de las extremidades.

. Incoordinación al hablar, con **tartamudeos**.

. Piorrea dentaria.

. **Mala memoria** y falta de concentración para los estudios.

. Atrofia en el crecimiento por alteración en el metabolismo del calcio.

. Respiración irregular por carencia de oxígeno.

. **Irritabilidad** y neurastenia.

En los casos leves la forma más idónea para administrar fósforo, además de los alimentos lácteos, es como **lecitina**, la cual proporciona fosfolípidos de muy fácil asimilación y sin que den lugar a intoxicaciones hepáticas.

Hay que recordar que el fósforo, tal y como se vende en algunos productos farmacéuticos, es **hepatotóxico**. Administrado homeopáticamente tiene el efecto contrario y actúa eficazmente para mejorar hepatopatías.

Hay que tener especial cuidado con las intoxicaciones por cerillas y productos fosforescentes. Las cerillas, en concreto, están elaboradas a partir de sesquisulfuro de fósforo unido al clorato de potasa, el cual suele contener en ocasiones fósforo blanco.

Aplicaciones no carenciales

Asistolia e *insuficiencia cardiaca*.

Espasmofilia digestiva y neuromuscular.

Disfunción paratiroidea con osteoporosis.

 Insomnio con crispación, en unión al calcio.

 Neuritis y polineuritis.

Esclerodermia.

Asma con espasmos.

Tosferina.

Arteriosclerosis.

Enfermedades mentales en general.

 Fracturas, *dolores de espalda*.

Dosis catalítica: 0,45 mg/día

2.4. SODIO

Aunque ahora es, junto al azúcar, uno de los nutrientes más desprestigiados, lo cierto es que no solamente es el más esencial para la vida de todos, sino que desde hace milenios fue considerado así, hasta el punto en que una persona -un esclavo- valía el equivalente a su peso en sal.

De igual modo, la palabra "salario" procede de sal, pues este era el bien más preciado que se podía dar a un trabajador, llegando incluso a estar sometida a impuestos, en la misma línea que los terrenos y las mansiones.

Sabido los gobernantes del papel tan esencial que jugaba la sal para el buen rendimiento de sus ejércitos, ningún soldado podía salir a pelear sin llevar consigo su ración de agua y sal, considerándose que el poderío económico de los pueblos dependía esencialmente de sus reservas de sal. Esta situación se mantuvo durante siglos y sabemos que el rey Felipe VI de Valois y también Carlos V, pusieron un impuesto especial a la posesión de tan preciado elemento, el cual solamente desapareció en un corto período, volviéndose a restaurar en 1806.

El motivo por el cuál no cuenta en la actualidad con el afán recaudador del fisco es algo no entendemos, ya que incluso el agua, siendo un elemento aún más importante para la vida, tiene un precio y un impuesto.

El agua

Es imposible hablar de sodio sin mencionar al mismo tiempo el agua, ya que uno sin el otro no son nada. El contenido total de agua en un adulto oscila entre un 55 a un 65% de su peso total, siendo un 10% menos en las mujeres a igualdad de peso, estando 2/3 de esa cantidad dentro de las células y 1/3 fuera.

La cantidad de agua está regulada por diversos factores, entre ellos el mecanismo de la **sed**, la hormona del **lóbulo posterior** de la hipófisis (ADH) y los **riñones**. Cualquier alteración en el nivel de líquidos produce una respuesta automática en nuestro organismo para cubrir las demandas y si no basta con la sed, se produce una retención de los líquidos aún existentes para conservar las reservas.

Además del agua ingerida, unos 300 ml/día se forman a partir del catabolismo corporal y permiten mantener los niveles óptimos en situaciones deficitarias. En situaciones normales se eliminan 650 ml/día en un varón que no sude, pudiéndose multiplicar sensiblemente en épocas de **calor** o **esfuerzos físicos** intensos. Cuando hay *fiebre* las pérdidas pueden ser de hasta 75 ml/día por cada grado de aumento, mucho más si hay *diarrea* o *vómitos*, momentos en los cuales un niño se puede deshidratar en pocas horas. En estos casos extremos, como veremos a continuación, es cuando la cantidad de sal ocupa un papel esencial en el mantenimiento de la vida.

El agua mineral pobre en sodio es más indigesta que la normal

Funciones corporales

- Contribuye al proceso digestivo manteniendo una **presión osmótica** adecuada. Además, fomenta la producción del ácido clorhídrico.

- En colaboración con el **potasio** regula los líquidos de las células.

- Impide la salida excesiva de los líquidos corporales, manteniendo la excreción renal en unos niveles óptimos.

- Con su presencia en el interior de la célula, colabora en la transmisión del impulso nervioso.

- Es uno de los factores que intervienen en la regulación del equilibrio ácido- base orgánico.

- Mantiene la **presión arterial** con la debida tensión y sin oscilaciones.

- Favorece la producción de **energía** al actuar en la síntesis del ATP.

- Ayuda al mantenimiento y función de las demás sales minerales.

2.4.1. Su Metabolismo

El contenido total de sodio está regulado por un equilibrio entre la ingesta y la eliminación renal, aunque ésta puede adaptarse a la ingesta y no producirse alteraciones orgánicas dentro de unos límites razonables.

Esta eliminación está controlada por el índice de filtración de los glomérulos y la carga de sodio filtrada, así como por la secreción de las hormonas suprarrenales (**aldosterona**, entre ellas), existiendo también una reabsorción renal a través de los túbulos proximales en caso necesario. Pero, aunque es posible eliminar grandes cantidades de agua y poco sodio, las alteraciones de la salud son mucho más notorias cuando se elimina sodio, ya que se altera la osmolalidad.

Causas de carencia de agua y sodio combinadas

Aunque los antecedentes del enfermo son la mejor pauta para averiguar la posible carencia de líquidos (estado comatoso, desorientación, vómitos o diarreas), un dato a tener muy en cuenta para valorar la gravedad es la **pérdida del peso** en un período muy corto de tiempo, incluso horas. Los síntomas físicos, tan utilizados en caso de duda, como la disminución de la turgencia de la piel, la tensión intraocular y la lengua seca, son poco fiables en ancianos y personas que respiran por la boca. Son datos más fiables la hipotensión postural, la taquicardia, la **desorientación** o el shock.

Estas son algunas de las causas de pérdidas:

- 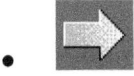 Vómitos, *diarreas* o aspiración gástrica.

- 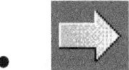 **Sudoración** excesiva.

- Diálisis.

- Insuficiencia suprarrenal crónica, enfermedad de Addison.

- Insuficiencia renal aguda o crónica, nefropatía, nefritis, pielonefritis o mieloma.

- Tratamiento con **diuréticos**.

<u>En verano es imprescindible aumentar nuestra ración de sal</u>

Alteraciones carenciales

La carencia de sodio no suele deberse a un déficit en su aporte alimentario, ya que la mayoría de los alimentos suelen contener sodio en suficiente cantidad como para cubrir las necesidades diarias.

Las anomalías suelen darse a causa de *alteraciones renales*, en las cuales el riñón retiene sal y agua. Cuando hay un déficit de sodio en las células a causa de un aporte exclusivo de agua, sin que esté enriquecida con sodio, puede ocasionar una hiponatremia (poco sodio) por dilución. Estos casos son frecuentes cuando se administran opiáceos, en las neoplasias o infecciones pulmonares, en la meningitis y encefalitis, así como en los traumatismos.

Otras causas habituales son la insuficiencia suprarrenal o hipofisaria, la *insuficiencia cardiaca*, la cirrosis hepática y la toxemia del embarazo.

Entre las causas no asociadas a enfermedades tenemos el empleo de diuréticos para **adelgazar**, la **sauna** y el ejercicio intenso en época de **calor**. En estos casos no basta con tomar mucha agua, puede ser muy perjudicial, y se hace necesario ingerir líquidos enriquecidos en sodio.

A nivel sintomático pueden darse los siguientes trastornos:

 Hipotensión, fatiga intensa y colapso venoso.

Apatía mental con estupor.

 Convulsiones y *calambres* intensos en las pantorrillas.

Piel enrojecida, sensación de calor intenso y *sequedad* de la boca.

Taquicardia y posteriormente colapso circulatorio.

Plenitud gástrica con **gases** e imposibilidad en digerir los alimentos vegetales y la carne.

Hay ojos **hundidos** y piel que no se recupera al pellizcarla.

Exceso de sodio

El exceso hay que entenderlo como una **deficiencia de agua** en relación a la cantidad de sodio, ya que mientras el aporte y la eliminación de líquidos sean correctos para la persona, nunca puede existir exceso de sodio.

La hipernatremia (exceso de sodio) se produce cuando las pérdidas de agua exceden a las de sodio, sin que éstas pérdidas sean cubiertas. Aunque el mecanismo de la sed suele ser el mejor controlador, no todas las personas disponen de un sistema correcto y hay casos, como los **ancianos** y los **niños**, en los cuales puede existir una aguda deshidratación sin que haya sed. Este caso es muy anormal en personas enfermas, mucho más si están **inconscientes** o debilitadas.

Por causas orgánicas podemos encontrar excesos de sodio en la *diabetes insípida*, la deficiencia hipofisaria de la hormona ADH, la diuresis forzada por medicamentos, en la insuficiencia renal crónica, así como en la hipercalcemia y la carencia de potasio.

> **Nunca se debe sustituir el agua por bebidas alcohólicas o aguas minerales pobres en sodio, especialmente en verano o cuando se hace ejercicio.**

Los síntomas del exceso son:

Disfunción del SNC como consecuencia a la contracción de las células cerebrales.

Confusión.

Excitabilidad neuromuscular.

Convulsiones y coma.

Los casos más leves, por alimentación incorrecta y poca ingesta de agua son:

Edema en las pantorrillas.

Cardiopatías y nefritis.

Piel seca, **arrugas**.

Referente a la *hipertensión*, hay que aclarar que la ingestión de sodio nunca provoca hipertensión arterial en una persona sana. Tiene que existir previamente una anomalía en las paredes vasculares y una ingesta pobre de agua para que la sal pueda producir hipertensión.

> La **sal marina** sin refinar es un elemento imprescindible en la cocina, no solamente para dar sabor a los alimentos, sino para que se puedan digerir.

Un dato que hay que tener en cuenta es que un **bebé** necesita beber agua **isotónica**, esto es, con su contenido en sodio normal. Las aguas minerales pobres en sodio y con mucha más razón el agua hervida, no son adecuadas para la salud del bebé. La carencia de sal en la alimentación causa tanto daño como el exceso.

Cuándo es aconsejable tomar suplementos o bebidas ricas en sodio

En épocas de gran **calor**.

Cuando se realice **ejercicio físico**.

Los que trabajan en ambientes calurosos como los panaderos.

Los que beben habitualmente bebidas alcohólicas.

Cuando hay **fiebre**.

Siempre que exista una **diarrea**, incluso leve.

Cuando hay **vómitos**. En estos casos hay que dar suero fisiológico o una mezcla equivalente en dosis de una cucharada cada cinco minutos.

Siempre que existan **calambres** nocturnos.

En el agotamiento y la **hipotensión**.

La sal también nos puede ser útil como dentífrico.

2.5. POTASIO

Es un elemento intracelular, ya que solamente el 2% del total está fuera de la célula. La mayor parte se concentra en las células musculares, siendo su cantidad total proporcional al peso de la masa muscular.

Es el elemento **más importante** dentro de las células, estando en relación directa con el sodio, ya que cuando utilizamos un músculo o un nervio cambia la presión de las paredes celulares y el potasio es empujado al exterior mientras que el sodio entra. Luego se restablecen las proporciones anteriores hasta una nueva actividad.

La cantidad de potasio en sangre está regulada por el pH y aumenta en casos de acidosis aguda y disminuye con la alcalosis, mientras que la cantidad total está regulada por la eliminación renal. La sangre no puede almacenar sensiblemente un aumento procedente de la ingesta de potasio y el exceso entra en el compartimiento celular, estando controlado por la secreción de insulina, la actividad del sistema nervioso simpático y la producción de aldosterona, una hormona segregada por las glándulas suprarrenales.

Si continúa la ingesta exagerada, se produce un aumento de aldosterona y con ello la eliminación renal del potasio, el cual incluso puede comenzar a excretarse por heces.

Una cantidad muy importante del potasio eliminado por riñón es reabsorbida en el túbulo proximal, mientras que el restante sale al exterior por el túbulo distal, ambas acciones influenciadas por la cantidad de sodio que exista en ese momento.

Un aumento en los niveles de eliminación del sodio provocará igualmente una mayor eliminación de potasio.

Funciones orgánicas

- En unión al sodio, participa en la transmisión de los impulsos nerviosos, en la normalización de la **presión arterial**, en el equilibrio ácido base de la sangre, en las funciones de todo el sistema muscular incluido el cardíaco y en el metabolismo celular.

- Mantiene con el sodio la **hidratación** adecuada en la piel.

- Participa en la producción de la **energía** a través de la síntesis de las proteínas y estimulando el paso de glucosa a glucógeno.

 Mantiene el **peristaltismo** intestinal activo.

- Colabora con el calcio en la **contracción** muscular y con el magnesio en la **relajación.**

- Mantiene la llegada de **oxígeno** al cerebro

Fuentes naturales

Está presente en la mayoría de los alimentos vegetales, aunque en mayor proporción en:

Los frutos secos.

El pescado y la carne.

La **soja verde**.

Las **patatas crudas**.

Los zumos cítricos como la naranja.

Los cereales integrales.

Las hortalizas de hoja.

Los **plátanos**, las ciruelas y las manzanas.

La miel y la melaza de caña.

El potasio junto a la vitamina C es mucho más activo

Causas de carencia

Diarreas, *vómitos o exceso de orina.*

• Administración de hormonas **corticoides**, aldosterona o ACTH.

• Administración de **diuréticos** como tiacidas, furosemida o ácido etacrínico. Otros diuréticos, como el triamtirene o la espironolactona, aunque se anuncian como ahorradores de potasio, lo cierto es que solamente lo eliminan en menor cantidad, aunque no por ello evita el realizar controles periódicos.

• Carencia de magnesio.

• Cetoacidosis en la diabetes.

• Acidosis del túbulo renal.

• Pielonefritis.

• Ingestión excesiva de **regaliz.**

• Administración del antibiótico carbenicilina o penicilina.

- 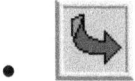 Uso continuado de **laxantes.**

- Aspiración gástrica.

- Adenoma de colon.

- Administración de insulina que produce glucogénesis.

- Parálisis periódica.

- Administración de medicamentos como el albuterol o la terbutalina.

-  Pérdidas por **sudor.**

- Administración prolongada de sueros glucosalinos.

- Intervenciones quirúrgicas.

- **Quemaduras** extensas.

- Ingestión prolongada de arcilla.

- *Anorexia*, anemia y ayunos periódicos.

- Alcoholismo.

- Insuficiencia cardiaca y pulmonar crónica.

Síntomas carenciales

 Debilidad mental, especialmente grave en ancianos, en donde hay **desorientación** y confusión.

Parálisis muscular.

Insuficiencia respiratoria por **hipoventilación**.

Parálisis intestinal con bloqueo de los movimientos peristálticos.

 Hipotensión y taquicardia.

Espasmos musculares.

Tetania.

Nefropatía y poliuria.

Alteración del ECG y trastornos cardiacos serios en personas que toman digital.

Contracciones ventriculares y auriculares.

Pérdida de los reflejos.

Estreñimiento.

 Abdomen hinchado.

Piel seca.

 Sed intensa.

Somnolencia e irritabilidad.

Incontinencia urinaria.

Dolores de cabeza, huesos y articulares.

Las carencias demostradas requieren administrar suplementos de potasio durante varios días, evitando los preparados con **cubierta entérica** que producen ulceración en el intestino delgado, siendo preferibles aquellos que contienen un sustrato de cera. De todas maneras, la toma regular de alimentos ricos en potasio sigue siendo la manera más segura e innocua de tratar las carencias.

Es recomendable no utilizar preparados farmacéuticos que contengan potasio, sino solamente **levadura de cerveza** enriquecida en potasio o alimentos ricos en este mineral, dejando los preparados de farmacia para ser recetados por los médicos.

La toma de suplementos de potasio puede estar justificada en los casos siguientes:

Retención de líquidos, *celulitis* y *edemas*.

Administración de diuréticos, químicos o a base de hierbas.

Ingestión habitual de bebidas alcohólicas.

Dietas pobres en hidratos de carbono.

 Fiebre y *sudores* intensos.

Estreñimiento.

Gastroenteritis, colitis, diarreas.

Mononucleosis infecciosa.

Hipertensión, *taquicardias*.

Angina de pecho de repetición.

Poca resistencia muscular, falta de energía.

Incapacidad para mantener contraídos los músculos.

Parásitos intestinales.

Jaquecas y dolores musculares.

<u>El potasio es un buen diurético en afecciones leves</u>

Exceso

Puede haber exceso de potasio en casos de acidosis, hiperglucemia, ejercicio moderadamente intenso y en la leucocitosis. También en casos de falta de orina durante la insuficiencia renal, en los traumatismos con aplastamiento, en las hemorragias y quemaduras graves, así como en la insuficiencia suprarrenal.

Estas alteraciones son lo suficientemente graves como para requerir un internamiento hospitalario y la sintomatología que la acompaña (toxicidad cardiaca y parálisis) así lo aconseja.

Los casos leves se pueden tratar en el domicilio con sulfonato sódico de poliestireno y sorbitol, o **gluconato cálcico**.

Dosis catalítica: 0,75 mg/día

2.6. CLORO

Aunque tan esencial como el resto de los minerales, el cloro no está disponible en el mercado como suplemento dietético, salvo unido a otros nutrientes como puede ser al sodio (**cloruro sódico**), o al potasio (**cloruro de potasio**), entre otros.

En forma pura se utiliza ampliamente en droguería y farmacia por sus indudables efectos como desinfectante y potabilizador del agua.

En el cuerpo humano ocupa una gran proporción, casi un 15% del peso total, y además de estar unido invariablemente al sodio y al potasio a los cuales regula su carga iónica, lo encontramos de nuevo en el aparato digestivo como **ácido clorhídrico**.

Por tanto, cualquier eliminación o sobrecarga de estos elementos, va unida también a una alteración en los niveles de cloro.

Procedente de los alimentos se absorbe en el intestino delgado y es eliminado esencialmente por la orina y el sudor, siendo ésta última forma la mejor manera de analizar las pérdidas o la intoxicación aguda por este mineral. Después de su absorción se concentra preferentemente en los líquidos cerebro espinal y en los jugos gástricos.

La utilización masiva del cloro en el agua potable, tan imprescindible, no está exenta de problemas ya que junto a la labor destructiva de las bacterias patógenas también se eliminan aquellas esencialmente útiles para el proceso digestivo, como son los lactobacilus ácidos y **bífidus**. Otros estudios demuestran que incluso es destruida la vitamina E procedente de los alimentos. La misma agua clorada de las piscinas contribuye a la destrucción de los microorganismos útiles que están en nuestra piel, dejándola privada de su capacidad defensiva, siendo obligado ducharse perfectamente después del baño.

El organismo dispone del mecanismo del sudor como forma de eliminar el exceso de cloro, a no ser que haya sido inhalado al manipularlo en la desinfección de piscinas. En estos casos, se convierte en un peligroso gas irritante del aparato respiratorio.

Las pérdidas corporales de cloro son frecuentes en casos de vómitos, diarreas, fuertes sudores, diabetes y cirrosis hepática.

Funciones orgánicas

Ayuda a la formación del ácido clorhídrico, esencial para la **digestión** de las proteínas.

Contribuye a los procesos de **desintoxicación** corporal a través del hígado, el sudor y las heces.

Mantiene la presión arterial en unión al sodio.

Junto a otros elementos, controla el equilibrio ácido-base de la sangre.

Regula la presión osmótica de las células y la relación correcta del sodio y el potasio.

Mantiene la **hidratación** adecuada del organismo, especialmente de la piel.

Al formar parte de los fluidos corporales, ayuda a la distribución de los elementos corporales, entre ellos las hormonas.

 La inhalación de vapores de cloro puede ser tóxica e incluso mortal

Síntomas carenciales

Aunque no es frecuente encontrar carencias de cloro, salvo unidas al potasio y al sodio, las siguientes alteraciones pueden indicarnos problemas nutricionales que hay que corregir:

Falta de acidez gástrica.

Eliminación excesiva o carencias de sodio y potasio.

Imposibilidad de contraer los músculos con fuerza.

Alopecia en épocas veraniegas o de gran calor.

2.7. COBALTO

Funciones orgánicas

Sabemos que el ser humano no puede utilizar el cobalto presente de forma aislada en los alimentos para formar vitamina B-12, aunque le es imprescindible igualmente para una gran cantidad de funciones. Mediante los alimentos llegamos a ingerir hasta 600 microgramos diarios y tal cantidad debe ser utilizada para diversos fines, aunque todavía hoy no tenemos muy definidos cuáles son. Afortunadamente, los avances en el papel de los oligoelementos y su aplicación en la salud han aclarado significativamente sus funciones corporales, entre las cuales están:

- 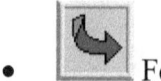 Formar las hormonas tiroideas.

- 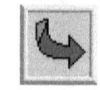 Regular el sistema nervioso simpático.

- Mantener la pared venosa en buen estado.

- Esencial en la formación de la vitamina B-12 y, por tanto, en la maduración de los hematíes.

- 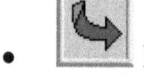 Mantener la vaina de mielina de los nervios en buen estado.

- 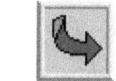 Controlar la motilidad intestinal.

- Favorecer la síntesis de la creatinina muscular.

- Ayudar a la formación de los aminoácidos metionina y colina.

- Estimula la formación del ácido fólico y el DNA.

- Contribuye a la regulación de los niveles de azúcar en sangre

Procedencia

Se encuentra en abundancia en las hojas verdes, los cereales integrales, los frutos secos, las legumbres, la cáscara de arroz integral, las semillas de **sésamo** y la levadura de cerveza. También hay cantidades significativas, en la espuma de la cerveza, las raíces de los ajos, cebolla, **ginseng** y **eleuterococo**, así como en el hígado, los pescados y algo en la leche.

Síntomas carenciales

Son identificables con la carencia de vitamina B-12 y, por tanto, nos remitimos al estudio de ésta.

De una manera resumida podemos decir que hay debilidad, mala circulación **venosa**, espasmos digestivos frecuentes, irritabilidad nerviosa e hipotensión.

Las causas de esta carencia se deben principalmente a una falta del "**factor intrínseco**" que debe estar presente en el estómago y que es vital para la formación de la vitamina B-12.

El cobalto es un buen remedio para las afecciones venosas

Aplicaciones no carenciales

Espasmos y bloqueos vasculares especialmente *flebitis*.

En las *varices* y hemorroides.

Angina de pecho.

Angustia e irritabilidad irracional.

Arteriosclerosis.

Palpitaciones, taquicardias y tensión arterial descompensada.

Sabañones y extremidades frías o entumecidas.

Anemia.

Urticarias y alergias cutáneas.

Dolores abdominales frecuentes.

Dosis catalítica: 1,25 mg/día

2.8. COBRE

Su descubrimiento como nutriente presente en los alimentos data del año 1816, en el cual se demostró su presencia después de la combustión de numerosos vegetales. Estos datos fueron confirmados varios años después, nuevamente analizando las cenizas, pero dada la gran volatilidad a causa del calor, su presencia se consideró mínima. Tuvieron que pasar todavía muchos años, durante el año 1935, para que se descubriera su presencia en los animales y en el hombre, encontrándose concentraciones muy importantes en el hígado, músculos y el páncreas, con un peso total de casi 150 mg por adulto.

Cantidades igualmente altas se encuentran en los **crustáceos** y **moluscos**, cuya sangre es de color azul precisamente por su alto contenido en cobre.

En el ser humano, la cantidad de cobre presente en la sangre está asociada a la ceruloplasmina, una alfa globulina y el resto, una pequeña fracción del total, está asociado a la **albúmina**, a los **hematíes** y a la proteína transcupreína, todas ellas con cierta relación con el **hierro**.

La concentración de cobre está aumentada durante el **embarazo**, lo mismo que durante el tratamiento con **estrógenos**, siendo el contenido normal de la dieta de 2 a 5 mg/día.

Su absorción se produce en el intestino delgado y se regulan las necesidades de manera automática, aunque una parte importante no puede ser metabolizada por encontrarse ligada a compuestos no absorbibles. La porción útil se une a la albúmina y de ahí pasa al hígado y la médula ósea, eliminándose el sobrante por orina y bilis, retornando parte de él a la sangre como ceruloplasmina y finalmente de nuevo al hígado.

El cobre se debe ingerir con preferencia en los alimentos o asimilado en levadura

Funciones corporales

• Interviene junto al hierro en la síntesis de la **hemoglobina**, siendo imprescindible para la absorción, metabolización y disponibilidad de este mineral.

• Interviene en el desarrollo y mantenimiento de los huesos.

• Imprescindible en la formación de la **melanina** a través de su acción en el metabolismo del aminoácido tirosina.

• Necesario para la **coordinación muscular** y la fuerza motriz.

• Interviene en el metabolismo de las proteínas y la producción del RNA.

• Protege a la vaina de mielina ayudando al metabolismo de los fosfolípidos.

• Estimula el crecimiento sano del cabello y su **pigmentación**.

- Es un potente antiinflamatorio y estimula la producción de corticoides orgánicos.

- Favorece la formación de **anticuerpos** y antitoxinas en sinergia con la vitamina C.

- Refuerza el **sistema inmunitario** a través de su acción sobre los leucocitos.

- Aumenta la resistencia de las articulaciones y el tejido cartilaginoso a las inflamaciones.

- Es co-factor de numerosos enzimas, entre ellos algunos que impiden la acción de los radicales libres, teniendo así una función **antioxidante** indirecta.

- Favorece la respiración celular.

- Incrementa la producción de hormonas suprarrenales y tiroideas.

- Controla el exceso de colesterol y evita la excesiva coagulación sanguínea.

Procedencia

Lo podemos encontrar en abundancia en: los mariscos, **levadura de cerveza**, **nueces**, germen del trigo, cacao y malta. También en el pan integral, **setas**, cereales integrales, carne de vaca, perejil y judías, así como en los pescados, legumbres, frutos secos y hortalizas verdes.

Causas de su carencia

Suelen encontrarse deficiencias en los recién nacidos prematuramente si son alimentados con leche de vaca y cereales refinados.

La gran cantidad de cinc que existe en la leche de vaca impide que se pueda absorber el cobre, incluida la pequeña cantidad que pueda existir en los cereales.

Otra carencia muy común se debe a un problema hereditario denominado "síndrome de Menke" cuyo síntoma principal es un cabello de aspecto de estropajo, **tieso** y casi sin pigmento, el cual se da por una imposibilidad de metabolizar el cobre ingerido.

Los pacientes aquejados de ***artritis reumatoide*** tampoco pueden asimilar el cobre aunque tengan suficiente cantidad en sangre, lo mismo que las mujeres que toman **anticonceptivos** orales o los que reciben antibióticos del tipo de la penicilamina.

Otras carencias habituales se dan en el embarazo por aumento de las demandas y por interferencias con el cinc, el molibdeno y el flúor. La malnutrición, el esprúe, las diarreas y cualquier enfermedad de malabsorción, también provocarán carencias de cobre, lo mismo que el tomar suplementos líquidos de proteínas, ingerir cereales refinados o padecer cáncer.

Síntomas carenciales

Hay anemia ferropénica que no responde al hierro y es difícil de diferenciar.

 Cabello ensortijado y en puntas duras, como de acero.

Alteraciones óseas similares al escorbuto.

Lesiones en las arterias y en la pared venosa, volviéndose frágiles y visibles exteriormente.

Cifras altas de **colesterol** que no responden a la dieta.

Afecciones cardiacas.

 Pérdida del **sentido del gusto**.

Diarreas graves en los bebés.

Retraso en el crecimiento.

 Pobre resistencia a las *infecciones*, especialmente víricas.

Falta de **pigmentación** de pelo y piel.

Mala síntesis de las proteínas.

Afecciones del sistema nervioso, especialmente degenerativas.

Edemas.

Lenta cicatrización de las heridas.

Afecciones hepáticas e intoxicaciones frecuentes.

Aplicaciones no carenciales

 En presencia de *gripe*, si se administra cobre prematuramente, se corta la enfermedad en 48 horas.

Alta velocidad de sedimentación.

 Infecciones en general o baja resistencia. También como preventivo en los meses invernales.

 Procesos *reumáticos* inflamatorios.

Enfermedades de los cartílagos o tendones.

 Dado que se absorbe a través de la piel sudada, es útil utilizar **pulseras de cobre** para combatir enfermedades reumáticas crónicas.

Calvicie prematura, *canas*.

Vitíligo, psoriasis y piel pálida.

Disfunciones glandulares del tiroides y suprarrenales.

Leucemia y estados cancerosos.

 Osteoporosis, *artrosis* cervical.

Quemaduras y úlceras por decúbito.

Intoxicación por cobre

El hecho de que las **cañerías del agua** estén construidas a partir de cobre (peor es aún que sean de plomo), puede implicar a la larga cierta intoxicación por cobre si están estropeadas.

Las enfermedades profesionales por contacto con el cobre no son raras en trabajadores del metal o fábricas de pintura.

No obstante, y solamente con tomar suplementos de **vitamina C** o **cinc**, se pueden evitar las acumulaciones excesivas de este mineral en riñón, hígado y cerebro.

La intoxicación aguda por ingerir más de 15 mg se manifiesta con náuseas, vómitos, dolor abdominal, diarreas y alteraciones mentales que pueden llegar hasta la muerte. La causa es una anemia hemolítica grave, acidosis metabólica y pancreatitis necrosante. El tratamiento incluye lavado gástrico y dosis altas de penicilamina.

Los casos crónicos, más difíciles de detectar, incluyen siempre una anemia hemolítica que no responde a los tratamientos normales y *hepatitis crónica* con cirrosis y edemas. Aunque un análisis de sangre puede indicar niveles bajos de cobre, la causa está en que se acumula en otras zonas corporales, entre ellas el **cristalino** y el hígado. Hay también temblores, rigidez de los músculos esqueléticos y alteraciones de la personalidad, además de disfunción renal. El tratamiento es exclusivamente médico, ya que una dieta pobre en cobre no resuelve la enfermedad. El empleo con suplementos de **cinc** está siendo investigado satisfactoriamente por su efecto antagonista del cobre. Se recomienda muy especialmente no utilizar ningún utensilio culinario que contenga cobre, ni siquiera en la pintura.

Dosis catalítica: 15 mg/día

2.9. CROMO

Las primeras investigaciones sobre el cromo y su papel en la alimentación humana datan de 1910, aunque su papel como oligoelemento esencial se determinó en 1943 al analizar su contenido en los vegetales, especialmente en los berros y las algas.

Su presencia en sangre es mínima, apenas 10 mg en total, y es por ello que los investigadores tardaron tantos años en encontrarle alguna utilidad como elemento esencial para la vida. Además, se absorbe muy mal, quizá un 25% del total presente en los alimentos, pero, aún así, juega un papel esencial en numerosas funciones orgánicas. El problema surge por dos causas: una, la baja absorción que ya mencionamos, y dos, que es muy fácil eliminarlo por orina, por lo que las carencias son habituales.

Una vez ingerido se acumula en el bazo, el hígado, los riñones, los testículos, el corazón, los pulmones, el cerebro y el páncreas, así como en el RNA.

Funciones corporales

Hay un dato sobre el cromo muy significativo: la cantidad presente en el organismo decrece con la edad y en esa época comienzan las enfermedades degenerativas. Por ello, las funciones del cromo estarán siempre ligadas a órganos que influyen en el **envejecimiento**.

Es un regulador de la cantidad de lípidos en sangre, actuando como coenzima en el metabolismo de las grasas, favoreciendo el paso de éstas a través de la pared vascular e impidiendo la formación de ateromas.

Su papel como coenzima es igualmente esencial en el metabolismo de la glucosa, movilizando sus reservas cuando las cantidades de azúcar sobrepasan los niveles óptimos.

Favorece la utilización de las grasas como materia energética y forma parte del denominado **Factor de Tolerancia a la Glucosa**, un elemento rico en cromo que promueve la adecuada utilización de la glucosa orgánica.

Colabora en las funciones de la insulina y facilita el transporte de la glucosa al interior de las células, estimulando la conversión de glucosa en glucógeno hepático.

Regula el metabolismo de todas las grasas, incluido los triglicéridos, las lipoproteínas de alta densidad y el colesterol. Estimula el transporte de los aminoácidos y favorece, por tanto, el **crecimiento** de los niños. Mejora la resistencia inespecífica contra las enfermedades y ayuda al buen funcionamiento de las funciones cerebrales.

El cromo controla el exceso de peso al actuar sobre el centro del apetito.

Procedencia

Se encuentra en grandes cantidades en aquellos elementos naturales utilizados para el tratamiento de la *diabetes*, por lo que muchos autores creen que el secreto está precisamente en el contenido en cromo y no en la planta en sí.

De ser cierto, que no lo es, bastaría con administrar cromo en lugar de **bardana**, diente de león, semillas del cardo mariano, **travalera**, centaura menor o altramuces, todas ellas como ya hemos dicho de gran eficacia en la diabetes. También aparece en otras plantas de reconocida acción rejuvenecedora como es el **ginseng**, el **eleuterococo**, las algas (laminarias y fucus), el limón, el pomelo y la alfalfa.

Finalmente, existe en gran cantidad en el eucalipto, las hojas de olivo y los **berros**, siendo este último el más rico en cromo de todo el reino vegetal

¿Existe carencia de cromo en el ser humano?

Aunque difícil de descubrir, el consumo de hidratos de carbono refinados, lo mismo que el **azúcar blanco**, provocan el agotamiento rápido de las reservas de cromo, además del hecho añadido de que estos alimentos tan blanqueados ya no contienen cromo.

Otros factores que pueden provocar carencias son los regímenes de adelgazamiento, el embarazo, el alcoholismo y la alimentación hospitalaria.

Síntomas carenciales

Aunque difícil de demostrar, nos podemos encontrar con pérdida de peso y energía, neuropatía periférica e **intolerancia a la glucosa**.

En carencias crónicas aparece *diabetes*, arteriosclerosis y elevación de la tasa de triglicéridos y **colesterol** en sangre.

Aplicaciones no carenciales

Diabetes.

Obesidad y *celulitis*.

Arteriosclerosis y problemas circulatorios en general.

Mal aprovechamiento de los aminoácidos.

Trombosis y formación de placas de ateroma.

Alteraciones nerviosas y del carácter como nerviosismo, irritabilidad, confusión, mala memoria.

Depresión.

 Catarata incipiente.

 Poca producción de esperma.

Para mejorar la síntesis de las proteínas.

 Envejecimiento prematuro.

Disfunciones hepáticas y pancreáticas crónicas.

2.10. FLÚOR

Detectado por primera vez por Morichini y Gay-Lussac en 1805 en los huesos de los animales y posteriormente en los vegetales gracias a Nickles en 1857, fue en 1929 cuando se realizaron los primeros estudios demostrativos sobre su presencia en todos los vegetales. En esa época ya se demostró, además, que el flúor incrementaba la densidad del hueso de las personas que padecían osteoporosis. Desde ese momento y hasta la utilización masiva del flúor para impedir la formación prematura de caries dentarias, pasaron un montón de años de fuerte controversia.

De un lado estaban aquellas personas ligadas a los laboratorios farmacéuticos, los cuales presentaron informes muy subjetivos sobre la necesidad de que todos los niños tomaran regularmente dosis extras de flúor. Para ellos era una forma eficaz de prever la *caries* dental, argumento que indudablemente fue apoyado por los odontólogos quienes insistieron, además, de que debían realizar dos visitas al año a sus consultas para darles "unos toques" de flúor en los dientes. Por si fuera poca esta presión, los fabricantes de pastas dentarias se apoyaron en estas campañas e incorporaron el flúor a todas sus pastas de dientes y elixires.

Pero paralelamente a estos movimientos que muchos investigadores calificaron de puramente económicos y falsos, se publicaron informes que hablaban de la **toxicidad** tan alta del flúor, mucho más cuando se administra en niños, **embarazadas** o **ancianos**, al mismo tiempo que se empezó a demostrar que la incidencia de caries seguía igual de alta.

El resultado final, además del enriquecimiento de todos cuantos hablaban maravillas del flúor, fue que la población seguía con sus caries generalizadas y aparecían casos cada vez más frecuentes de intoxicaciones por consumo de pastillas enriquecidas con flúor. El colmo de los despropósitos fue el fluorar el **agua potable**, el agua de bebida, lo cual obligaba a toda la población, quisiera o no, a tomar dosis extras de flúor todos los días de su vida.

De nada sirvieron las protestas ni los informes bien elaborados de los otros investigadores que estaban en contra de esa medida, ya que las aguas se "enriquecieron" en flúor, lo mismo que las cuentas bancarias de quienes lo vendían. Desde ese momento obligaron a toda la población a tomar dosis continuadas de un oligoelemento, tuvieran necesidad o no de él. O dicho de otro modo, para prevenir una enfermedad infantil (la cual por cierto sigue sin resolver), se hacía beber agua con flúor a toda la población sin tener en cuenta necesidades, ni toxicidad, especialmente en ancianos.

Los laboratorios farmacéuticos han conseguido, manipulando a los políticos, introducir en el agua de bebida un elemento tóxico como es el flúor sin el consentimiento de la población.

¿Quiere esto decir que el flúor es un elemento peligroso? Esencialmente es tan peligroso como el hierro, el calcio o el fósforo, valgan estos ejemplos, si se administra sin tener en cuenta edades, absorción, continuidad o características individuales. Aunque en Europa no se han publicado datos fidedignos de la peligrosidad de fluorar el agua potable, en Estados Unidos circuló un informe muy serio en el cual se demostraba que una dosis de más de 1 mg por día de flúor no solamente era ya tóxica, sino que aumentaba la incidencia de caries en los niños.

Las experiencias fueron aún más precisas: dosis de flúor entre 0,5 mg y 1,9 mg diarios aumentaban la frecuencia y tamaño de las caries, mientras que por debajo de esa cifra la reducía. Cuando se alcanzaban los 3 mg/día ya había signos de toxicidad renal muy grave.

Por tanto, y si tenemos en cuenta que en los meses de verano el consumo de agua por persona puede llegar a los cuatro o cinco litros por día, entre comidas y bebidas, es fácil comprender la peligrosidad de fluorar el agua.

Muchos países que han fluorado sus aguas han tenido que dar marcha atrás ante la presencia de casos de intoxicación por flúor en ancianos

Funciones orgánicas

En los animales, además de su efecto sobre el sistema óseo, parece influir en su crecimiento, en la fertilidad y en la formación de los hematíes, datos estos que no han podido ser confirmados en el ser humano.

Su presencia en la glándula tiroides, la piel, los dientes y los huesos de los hombres nos induce a creer que debe tener cierta utilidad en la salud, especialmente en incrementar la densidad de los **huesos**.

Por tanto, podemos pensar que es uno de los elementos minerales que mantienen en buenas condiciones la estructura ósea de los huesos largos, los **cartílagos** articulares y especialmente aquellas partes óseas sometidas a gran esfuerzo como son las **rodillas** y los **codos**.

Su papel en la densidad ósea parece ser más manifiesto en casos de osteoporosis y se piensa que los *dientes transparentes* se deben a carencia de flúor.

Lo que parece ya seguro es que de alguna manera está ligado al magnesio, **sílice**, fósforo y calcio, y que su absorción es muy precaria ya que hay multitud de elementos que impiden su metabolismo, entre ellos los corticoides y el diazepán.

El problema mayor con el flúor a la hora de recomendar mínimos diarios, es que la dosis tóxica está muy cercana a la útil y, además, es muy variable de un individuo a otro. Mientras que la dosis recomendada oscila entre 05 mg y 1 mg/día, la dosis tóxica es con apenas 3 mg/día, algo más baja en embarazadas, ancianos y enfermos renales.

Procedencia

Además de su presencia obligada en el agua del grifo, la cual nos puede suministrar nada menos que 5 mg de flúor (inorgánico) diarios si bebemos solamente un litro, en la naturaleza se encuentra en cantidad suficiente en el hígado y los riñones de mamíferos.

También existe en el pescado, la piel de gallina, las leguminosas y hortalizas, la harina de huesos, la **cebolla** y el **ajo**, las semillas de alfalfa, los cereales integrales, los albaricoques, las uvas, las patatas, los rábanos, los tomates, los espárragos, las espinacas y las hojas de **té**, el cual nos aporta nada menos que 0,5 mg de flúor por taza.

Los bebedores habituales de té tienen una incidencia de caries muy superior al resto de la población.

Síntomas carenciales

La capacidad del flúor de detener o impedir la aparición de caries fue observada en los años 1930, aunque todavía hoy no se tiene la seguridad de que sea tan imprescindible como el calcio o el sílice en la formación del esmalte dentario.

Lo que sí se puede afirmar es que la parte exterior del diente es rica en flúor y que parece que tiene cierto efecto sobre las **bacterias** causantes de la caries, quizá impidiendo su acción o porque no puedan desarrollarse en presencia del flúor.

Otras opiniones hablan de que la caries está producida por la **acidez** de los alimentos refinados, los hidratos de carbono en especial, y que una alimentación que incorpore **cereales integrales** y evite el azúcar blanco es suficiente para impedir la aparición de las caries.

De cualquier manera y como la controversia sobre el flúor permanece vigente, se puede afirmar con ciertas reservas que la carencia de flúor provoca una tendencia a las caries en niños, osteoporosis en los ancianos y *laxitud ligamentosa* en adolescentes.

Lo que es más dudoso es que las **pinceladas** de flúor en los dientes o la fluoración del agua sean medidas terapéuticas adecuadas, al menos más adecuadas e inocuas que el comer alimentos saludables.

Aplicaciones no carenciales

Una vez que dejamos en una incógnita la aplicación sistemática o preventiva del flúor, podemos recomendar quizá emplear dosis terapéuticas para enfermedades en las cuales no está demostrada ninguna carencia, pero que una dosis extra pequeña pueda ser útil:

Caries dental en los niños, una vez que ya se les han caído los llamados "dientes de leche".

Osteoporosis en ancianos, en unión a la vitamina D y **Dolomita**.

Cifosis, escoliosis y cualquier otra desviación temprana de la columna vertebral.

Dolores de costado y artrosis cervical.

Artrosis y enfermedades reumáticas degenerativas.

Retrasos en la consolidación de las fracturas.

Raquitismo y osteomalacia.

Laxitud de ligamentos, especialmente en jóvenes deportistas.

Esguinces y torceduras frecuentes.

La mejor manera de ingerir dosis suplementarias de flúor es utilizar dosis catalíticas, en las cuales lo más importante no es la cantidad de mineral sino su presencia. Estas dosis tan pequeñas son totalmente inocuas y, sin embargo, conservan importantes acciones terapéuticas.

Si preferimos dosis más altas pero que sigan teniendo un gran margen de seguridad, emplearemos la levadura de cerveza rica en flúor.

En este sentido también hay que aclarar una cuestión: no es lo mismo una **levadura de cerveza** cultivada en un medio rico en flúor, que enriquecer el flúor con levadura de cerveza. En el primer caso nos encontramos con un medio natural para asimilar el flúor, muy cercano a cuando comemos alimentos ricos en mineral, mientras que en el segundo solamente mezclamos flúor inorgánico con un alimento natural, pero el resultado no es igual, aunque también nos aseguremos de su metabolización.

Las formas farmacéuticas, pastillas con mezclas de oligoelementos, chicles y caramelos con flúor o elixires para enjuagarse la boca, no son formas idóneas.

Exceso de flúor

La dosis tóxica de flúor ya hemos dicho que está muy cerca a la terapéutica y el primer síntoma del exceso son unas **manchas** de color marrón que aparecen en los dientes, las cuales suelen ser irreversibles.

Si la toxicidad continúa y se declara fluorosis hay un debilitamiento del esmalte, alteraciones óseas con osteosclerosis, deformaciones en la columna vertebral y dedo gordo del pie deformado.

A nivel general hay alteraciones renales tóxicas, retraso en el crecimiento en los niños y tireotoxicosis.

Dosis catalítica: 1,25 mg/día

2.11. GERMANIO

Aunque su estudio y aplicación en la alimentación humana no fueron establecidos hasta el año 1980 por el doctor Kazuhiko Asai de la universidad de Tokio, era ya empleado por sus excelentes propiedades como semiconductor eléctrico en electrónica de precisión.

Con anterioridad a ello solamente se sabía de su presencia en los restos de carbón procedente de plantas quemadas, así como que era un elemento traza en plantas medicinales del prestigio del **ginseng,** el **eleuterococo**, la borraja, la angélica, las **cebollas** y **ajos,** y la exótica Aloe vera.

Con un peso atómico de 32 y una densidad de 5,36, el germanio 132 (nombre que se dio a una variedad hidrosoluble procedente de los alimentos), no parecía ser un componente esencial como nutriente en el ser humano ya que en las plantas apenas se encontraba en una concentración de 20 partes por millón. En esa proporción, además, era imposible extraerlo para poder emplearlo en dietética.

Lo que sí se averiguó enseguida era que las plantas que contenían germanio en cantidades significativas tenían una gran reputación como **rejuvenecedoras** y, lo que es más importante, como agentes antimicrobianos, en ocasiones más potentes que los antibióticos normales. Después se demostró que una planta que creciera en un terreno abonado con germanio tenía un mejor crecimiento y una mayor resistencia contra las plagas y parásitos, así como contra los fenómenos climáticos adversos. Las tierras enriquecidas con germanio, además, multiplicaban por diez las cosechas y su crecimiento era también más rápido.

Pero aunque estas propiedades tan estupendas fueron avaladas por numerosos científicos, su papel en la alimentación humana no fue considerado, especialmente porque era tóxico. Afortunadamente el hallazgo por el Dr. Asai de una variedad muy soluble, con un pH cercano al del cuerpo humano y muy estable, consiguió que se pudiera experimentar con facilidad.

Esta forma "natural" del germanio se absorbe bastante bien a nivel del intestino delgado y se concentra en sangre apenas en tres horas, consiguiendo una ligazón a las proteínas plasmáticas durante 72 horas, lo que asegura su biodisponibilidad.

Un nutriente, por ejemplo, que se absorba rápido y no se ligue a las proteínas plasmáticas, es posible que se elimine también con gran rapidez, antes de que pueda ser metabolizado.

Otra ventaja es que no se almacena en ninguna parte orgánica y es excretado finalmente a través de la orina y la bilis, por lo que no es posible toxicidad alguna, al menos para el tipo de germanio comercializado.

Fuentes naturales

Brotes de bambú, **alfalfa** y soja.

Algas laminarias y fucus.

Arroz integral.

Trigo sarraceno.

Hígado de bacalao.

Hojas verdes de los **rábanos**.

Raíces de **angélica**, ginseng, eleuterococo, diente de león y amapola.

Hortalizas.

Cereales integrales.

Bulbos del ajo y la cebolla.

El germanio aumenta los niveles de endorfinas corporales

Funciones orgánicas

Aunque no se puede considerar un nutriente esencial en la alimentación humana y no se le conocen enfermedades carenciales, el uso como complemento a la dieta aporta una gran cantidad de ventajas, teniendo en cuenta sus efectos fisiológicos:

•   Incrementa la resistencia a las *infecciones* por lo menos un 200% quizá por su efecto sobre los linfocitos de la serie T y B. También sabemos que potencia la capacidad devoradora de los macrófagos, incrementa la producción del interferón orgánico y estimula la producción de **anticuerpos** inespecíficos.

•   Mejora la utilización del oxígeno celular, permitiendo una mejor captación a través de los hematíes, al mismo tiempo que ejerce como **antioxidante**.

•   El germanio activa la secreción de las **endorfinas** y es un potente analgésico, especialmente en procesos dolorosos cancerosos. Este efecto permite asociarlo a la morfina y disminuir así la dosis.

- Disminuye la mortandad en los procesos tumorales y prolonga la supervivencia en los casos irreversibles.

- Tiene un buen efecto antidegenerativo.

- Estimula la formación de hematíes y favorece la producción de **hemoglobina**.

- Mejora la oxigenación celular.

- Ejerce un marcado efecto **antidepresivo** y antiestrés.

- Normaliza las tasas altas de colesterol.

- Regula el sistema nervioso y la tensión arterial.

- Mejora la captación del **oxígeno** a nivel cardíaco, especialmente en situaciones deficitarias.

- 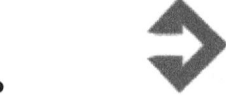 Mejora la oxigenación en los procesos ulcerosos por decúbito.

- Alivia la insuficiencia respiratoria en el asma.

- Estabiliza la diabetes.

- Es un buen analgésico en los procesos reumáticos.

Aplicaciones no carenciales

Aunque sus efectos no son inmediatos, se puede utilizar en solitario o unido a los tratamientos naturales habituales en:

Estados dolorosos en los procesos tumorales, aunque hay que emplear dosis altas.

Reumatismo articular, artritis y artrosis degenerativa.

Artritis reumatoide.

 Envejecimiento por carencia de antioxidantes.

 Carencia de oxígeno en procesos pulmonares crónicos y asmáticos.

Diabetes, para potenciar el efecto de la insulina o poder disminuir la dosis.

Isquemias, *angina de pecho* y recuperación del infarto.

Dolores de cualquier tipo.

Infecciones por virus.

Preventivo de la metástasis tumoral.

Insuficiencia venosa, úlceras varicosas, *sabañones* y principio de gangrena.

Herpes.

Pocas defensas orgánicas o infecciones graves.

Depresiones, angustias.

2.12. AZUFRE

Aunque no puede considerarse al azufre como un mineral esencial, al menos en la misma forma en que se consideran los otros, su presencia ligada a ciertos aminoácidos como la metionina, la cistina o el **glutatión**, entre otros nutrientes, nos da una idea de la importancia que tiene en la alimentación humana.

Hay investigadores, como es el caso de Dziewistkowsky, el cual demostró marcando con isótopo radiactivo un aminoácido que se podían elaborar algunos de ellos solamente a partir del azufre.

Por tanto, y para simplificar, debemos considerar al azufre como un nutriente esencial ya que sin él tendríamos carencias de los aminoácidos azufrados, especialmente de **metionina** el cual provoca anomalías con solamente 24 horas de déficit orgánico.

Por otro lado, las afinidades químicas del azufre con el oxígeno y el hidrógeno convierten a la **cistina** en un vehículo de numerosos procesos biológicos, entre ellos la formación de la insulina pancreática, la cual solamente conserva sus propiedades hormonales gracias a las moléculas de ese aminoácido sulfurado.

También sabemos que las hormonas del lóbulo posterior de la hipófisis tienen una riqueza en cistina muy alta, del 10%, y que la **queratina,** la sustancia dura del pelo y las uñas, deben sus propiedades precisamente a este compuesto. Si a estos efectos añadimos el papel como lipotrópicos de los aminoácidos azufrados, comprenderemos que aunque no consideremos al azufre como un nutriente imprescindible en la dieta, sí lo es como factor esencial para la vida.

Procedencia

Los alimentos ricos en proteínas son la fuente más rica en azufre, aunque existen alimentos vegetales que también pueden suministrarnos suficiente cantidad. Se recomienda una dosis diaria de 850 mg

<u>Su difusión por la naturaleza es tal alta que no se conocen carencias de azufre</u>

Las mejores fuentes alimentarias son:

Los alimentos ricos en proteínas como el pescado, la carne y los huevos.

Las legumbres.

Los cereales integrales.

Los frutos secos, especialmente las **avellanas** y las almendras.

Las hortalizas.

Los bulbos como la **cebolla** y los **ajos**.

El pan integral y el gluten del trigo.

El limón.

Causas de su carencia

Como es casi imposible encontrar carencias de azufre con una alimentación normal, solamente con un déficit agudo de proteínas aparecerían síntomas de carencias.

Síntomas carenciales

Además de las alteraciones propias de una carencia en proteínas, podemos encontrar otras ligadas a la carencia de cinc y selenio (véanse éstas) ya que sus acciones en la piel, **pelo** y **uñas** son similares.

Aplicaciones no carenciales

Administrado en dosis catalíticas a la 6 CH como sulfato sódico o potásico, o como **levadura de cerveza** cultivada en azufre, lo podemos emplear para:

- Reumatismo que se agrava con la humedad.

- Colecistitis con inflamación hepática.

- Cólicos intestinales con *flatulencia*.

- Como laxante.

- **Para purificar la sangre en el tratamiento de _enfermedades de la piel._**

- Vómitos con bilis.

- Anginas supuradas.

- *Afecciones bronquiales* intensas con gran mucosidad.

- Rinitis con secreciones.

- Blenorragia con secreción viscosa.

- Cistitis supurada.

- 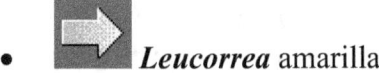 **_Leucorrea_** amarilla.

- Ganglios linfáticos inflamados.

- **_Eccemas_** con exudados.

- Forúnculos, psoriasis, sabañones y verrugas.

- Conjuntivitis.

- 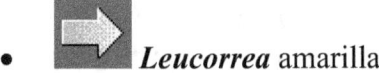 **_Otitis_** supurada.

- Celulitis intensa.

- Asociado al cinc y al selenio para los procesos degenerativos.

- En unión a la vitamina B para potenciar sus acciones.

- 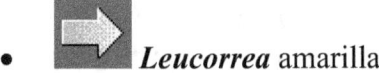 En toda la patología del cuero cabelludo y uñas.

Dosis catalítica: 0,90 mg/día

2.13. HIERRO

Descubierta su presencia en los vegetales en 1705 por Geoffroy, fue Lemery quien estudió la absorción del hierro presente en la tierra por las plantas a través de las raíces y Menghini quien en 1975 lo descubrió en la sangre, en los glóbulos rojos.

Su papel en la salud fue investigado en 1831, cuando se descubrió que su carencia producía una anemia distinta a otras y que junto a las pérdidas de sangre se iba también el hierro.

Desde entonces sabemos ya que los brotes de las plantas son muy ricos en hierro antes de abrirse, que disminuye su cantidad cuando se abren y que las hojas también siguen perdiendo hierro en la medida en que crecen. Por tanto, y cuando se trata de ingerir hierro orgánico, debemos emplear los **brotes** mejor que las hojas ya verdes.

Presencia en el organismo

El hierro total en un adulto varón sano es de 3,45 gr y en las mujeres 2,45 gr, encontrándose mayormente concentrado en la **hemoglobina** y el resto en los tejidos musculares como mioglobina y el enzima mitocromo, así como en el hígado, bazo y médula ósea.

La cantidad de ferritina sérica refleja con bastante exactitud las reservas de hierro orgánico, siendo lo normal de 94 ng/ml en varones y 34 ng/ml en las mujeres.

La hemoglobina de los hematíes contiene un 0,40 del hierro total y como siderofilina plasmática encontramos 1mg/l. El bazo y el hígado son una buena fuente de hierro, siendo el **hígado** el que transforma el hierro ingerido en **ferritina**, una proteína compuesta por óxido de hierro y fósforo hidratado, la cual facilita la absorción y almacenamiento del hierro disponible.

Ferritina

La ferritina es cedida por el hígado a la circulación en caso de shock, al mismo tiempo que disminuye la actividad vasoconstrictora de la adrenalina. También posee actividad como hipotensora y antidiurética. Se encuentra ampliamente distribuida por el **bazo**, el hígado, la médula ósea, la corteza del riñón, el páncreas, los músculos esqueléticos y el corazón. No se encuentra presencia de ella en sangre.

La ferritina contiene un 17% de hierro y puede ser sintetizada en la mucosa intestinal, por el hígado, el bazo, los músculos y el cuerpo lúteo siendo, además, una buena reserva de proteínas, no solamente de hierro.

El hígado retira la hemoglobina gastada de la sangre, la deshace y recupera el hierro en forma de ferritina. Si hay exceso de hemoglobina el riñón recupera el hierro.

2.13.1. Metabolismo

Los compuestos de hierro heme (orgánico) y quelatos, son absorbidos merced a la acción del **ácido clorhídrico** para formar moléculas e iones férricos. Estos iones reaccionan con otros agentes y se absorben a nivel del intestino y se depositan ya como ferritina, salvo una pequeña parte que se utiliza en las mitocondrias.

La parte de hierro que llega a los eritrocitos que se están desarrollando en la médula ósea, se combina con globulina y forma la hemoglobina, la cual es liberada al torrente sanguíneo incorporada a los hematíes. Estos corpúsculos tienen una vida media de 117 días y cuando se desintegran son eliminados de la circulación por el bazo, excretándose como bilirrubina en la bilis y reingresándose el hierro en el plasma para unirse a la transferrina. Estas células fagocíticas son la fuente principal de hierro que llega al plasma.

Alrededor de las 2/3 partes de las pérdidas normales de hierro se producen por pérdidas sanguíneas gastrointestinales.

La absorción del hierro presente en cualquiera alimento está afectada por la composición de la comida. Así, por ejemplo, si comemos **huevos y pan** por separado es del 1% y 30% respectivamente, pero si se comen juntos aumenta la cantidad de hierro que se absorbe de los huevos, hasta un 5%. Algunos compuestos que bloquean la absorción de hierro son el calcio, el fósforo y beber **té**, en este caso por oxidación del metal. En la cara opuesta, la **vitamina C** mantiene al hierro más soluble y mejora hasta tres veces su absorción intestinal, aunque no se sabe su eficacia a largo plazo.

Necesidades diarias

Las necesidades de hierro están bastante definidas desde hace años, pero aún hay algunos datos ciertamente confusos. Se averiguó que el 50% de los niños que habitaban un barrio pobre de Londres padecían anemia durante el primer año de vida, comprobándose que se debía a la deficiencia de hierro de la leche, alimento que era utilizado igualmente por otros niños que no acusaban la misma deficiencia. Esto ocurría también en otras regiones distantes de América Latina, de la India y de China, con niños aparentemente bien alimentados, pero que padecían una anemia que parecía refractaria al hierro. Después de muchos estudios se pensó que el responsable, los responsables, eran los **parásitos intestinales**, los cuales o bien se nutrían del hierro presente en los alimentos quitándoselo al niño, o es que su presencia bloqueaba la absorción del mineral.

Al margen de este tipo de problemas de salud, las necesidades diarias en personas sanas pueden ser:

Hasta los 12 meses............... 6 mg

De 1 a 2 años......................... 7 mg

De 7 a 8 años....................... 10 mg

Varones adultos.................. 10 mg

Mujeres adultas................... 18 mg

Mujeres sin período............. 10 mg

Mujeres embarazadas........... 15 mg

Sin embargo, la ingesta diaria más habitual es de 16 mg/día en los varones y 11 mg/día en las mujeres. Afortunadamente para ellas su capacidad de absorción es del 18%, algo más alta que la de los hombres.

El problema que surge a la hora de cubrir las necesidades de hierro es bastante más complejo que con los otros minerales, lo que explicaría las deficiencias crónicas en las **mujeres** y los **niños** pequeños.

No basta con saber qué alimentos contienen suficiente cantidad de hierro, sino si puede ser absorbido.

La carne y el pescado sabemos que son una buena forma de suministrar hierro y además de poder ser asimilado mejor que en los vegetales. Aun así, y si tenemos en cuenta que solamente podremos aprovechar en las mejores condiciones el 18% del total, siendo lo más frecuente el 5%, no nos debemos extrañar que el hierro sea la asignatura pendiente de nuestra alimentación.

La capacidad para absorber más cantidad según los individuos no fue estudiada seriamente hasta el año 1972, cuando se demostró que los suplementos de hierro añadidos a la **harina blanca** con la que se elaboraba el pan no eran en absoluto absorbibles. ¡Y este informe se publicó después de 20 años de consumo de "pan enriquecido"! Solamente pensando en ello es motivo para ponerse a temblar sobre qué nos dirán las autoridades sanitarias dentro de otros 20 años sobre el uso del flúor y el cloro en el agua potable, el uso de los aditivos alimentarios y los conservantes, entre otros asuntos serios.

Un dato que aún no nos podemos explicar es cómo la totalidad de las mujeres que menstrúan no están anémicas, teniendo en cuenta que según los datos disponibles es imposible que reciban con los alimentos el hierro necesario.

2.13.2. Causas de deficiencia

• En la **menstruación** se pierden aproximadamente de 0,5 a 0,8 mg/día y durante la lactancia 0,5 mg que van a parar al niño.

• En épocas de calor se pierden por **sudor** casi 1 mg/día. Se elimina, además, por las uñas, el pelo y la piel.

• La carencia de vitamina C impide la conversión a ferrosa, lo mismo que la de vitamina E.

• Dosis extras de fósforo impiden su absorción, aunque el calcio la favorece.

• Cuando hay un aumento de la motilidad intestinal o cuando se toma regularmente **salvado**, hay una menor absorción de hierro.

• El café y el té dificultad su absorción, lo mismo que tomar medicamentos **alcalinos** para combatir la acidez.

• Las enfermedades hepáticas liberan el hierro almacenado.

• Las hemorragias, aunque pequeñas, aumentan sensiblemente las demandas.

- Los **parásitos intestinales** impiden cubrir las necesidades diarias.

- Hay pérdidas continuas por *encías sangrantes*, *hemorroides* y *úlceras gástricas*.

- La presencia de **cobre** es esencial en su metabolización.

- Las dietas de *adelgazamiento* siempre producen anemia aunque se suministre hierro extra. Esta carencia puede ser debida a la imposibilidad de absorber el hierro inorgánico de los medicamentos o a la falta de la necesaria acidez gástrica.

- La toma continuada de **aspirina**, tan recetada para prevenir la trombosis, aumenta las demandas de hierro.

Fuentes naturales

En este caso no basta con una cantidad de hierro alta en un alimento, sino que también hay que tener en cuenta la absorción. Para aclararnos emplearé las letras A, M y B, para definir si la absorción es alta, media o baja. Cuando no se conocen datos no se incluye letra alguna.

Almendras	4 mg	B
Albaricoques	4,1 mg	B
Berros	1,5 mg	B
Calabaza	11 mg	B
Carne de vaca	3 mg	A
Espinacas	3 mg	B

Embutidos........................ 20 mg   A

Harina de avena................. 4 mg   B

Hígado............................. 11 mg   A

Legumbres........................ 2 mg   M

Levadura........................... 7 mg   M

Mariscos........................... 7 mg   A

Melaza de caña................. 29 mg   B

Sardinas........................... 3 mg   A

Soja.................................. 3 mg   M

Alimentos ricos en hierro son (mg):

Leche de vaca............................ 0,3

Queso manchego........................ 1,0

Yogur....................................... 0,2

Aceite de oliva.......................... 0,08

Margarina................................. 0,3

Café.. 0,2

Zumo de naranja....................... 0,7

Té... 0,2

Azúcar moreno............................ 4,2

Azúcar blanco........................... 0,1

Chocolate............................... 1,4

Miel....................................... 0,8

Morcilla................................. 45

También aparece en:

Yema de huevo, verduras, zanahorias, berros, **nueces**, arroz, **lentejas**, lechuga, cebada, coles, patatas, espárragos, maíz, cerezas, manzanas, peras, moras, escarola, perejil, polen, jalea real, própolis.

FORMAS COMERCIALES A BASE DE HIERRO

Ferritina:

Es una proteína de hierro compuesta de óxidos de hierro (férrico) y fósforo hidratados, unidos a una proteína de gran peso molecular. Su papel fisiológico es almacenar hierro y regular su absorción a través de la mucosa gástrica. No se debe administrar en casos de lesión hepática grave, en la depresión de la médula ósea y en las *anemias no ferropénicas*. Tiene una buena tolerancia gástrica y la dosis media es de 100 mg/día.

Sulfato ferroso:

Se administra con una dosis por comprimido de 525 mg, aunque es una forma galénica desfasada, de poca absorción y con muy mala tolerancia gástrica.

Ascorbato ferroso:

La unión con la vitamina C facilita su absorción y quizá su tolerancia. La dosis por día es de 275 mg

Gluconato y aspartato ferroso:

Se emplean dosis más bajas del orden de 80 mg/día, lo que en principio es más adecuado.

Quelato de hierro:

Empleado en medicina natural en dosis de 10 mg/día, suele tener una buena tolerancia gástrica, quizá por la dosis menor, aunque se absorbe bien, tiene una aceptable biodisponibilidad, pero tarda más que otros preparados en curar una anemia.

 Levadura enriquecida:

Es la forma más "suave" para ingerir hierro, aunque no está exenta de intolerancias gástricas en enfermos sensibles.

Requiere tratamientos prolongados, pero el hecho de que vaya unida a otros nutrientes sinérgicos facilita su acción.

 Hierro catalítico:

La forma más utilizada es como **Ferrum phosphoricum**, pero no se emplea para curar las anemias ferropénicas.

En unión al cobre, la vitamina C y el zumo de remolacha, es una forma muy correcta y segura de administrar hierro sin intolerancias.

Zumo de vegetales ricos en hierro:

Muy adecuado para niños como tratamiento supletorio continuado. No provoca intoxicaciones ni da lugar a intolerancias.

2.13.3. Intoxicaciones o excesos:

Los síntomas leves comprenden estreñimiento, *retortijones gástricos*. También son frecuentes los vómitos.

Los síntomas medios abarcan ya hipotensión, pulso débil y rápido, abatimiento y urticarias.

Los síntomas graves, normalmente después de tratamientos farmacéuticos prolongados, muchas veces sin que el médico lo sepa, abarcan fiebre, linfodenopatía, dolor de espalda, diabetes, pigmentación cutánea, cirrosis hepática, asma, hemosiderosis pulmonar, colapso circulatorio periférico y coma.

El tratamiento quizá deba ser hospitalario y se suele emplear: Sangrías (500 ml) una vez por semana en personas pletóricas o bien nutridas, aunque ello no alivia el mal hepático. En casos muy graves se suele administrar corticoides y ACTH. En todos estos casos hay que evitar dar medicamentos que tengan tetraciclinas o que puedan formar quelatos.

Causas de sobredosis

Normalmente ocurren al emplear asociaciones farmacéuticas durante largo tiempo. Los preparados dietéticos no suelen dar lugar a intoxicaciones, ya que la dosis por comprimido (5 mg) está incluso por debajo de las necesidades diarias.

Otras causas son:

Aumento del hierro sanguíneo por transfusiones repetidas.

Aumento de la absorción del hierro.

 Aumento de la ingesta por simultanearlo con **bebidas alcohólicas**.

Cirrosis alcohólica.

Enfermedad de Kaschin-Beck

Anemia con hiperplasia de eritrocitos.

Dosis altas simultáneas de vitamina C.

 Empleo de **utensilios de hierro** en los alimentos.

Síntomas de carencia

La carencia de hierro está íntimamente ligada a la anemia, por tanto, los síntomas son iguales, entre ellos:

 *Piel pálida*, difícil de broncearse.

Fatiga, hipotensión.

Taquicardia

Los soplos cardíacos funcionales pueden estar ocasionados por carencia de hierro

 *Respiración débil*, superficial.

Imposibilidad de realizar ejercicios.

Uñas quebradizas, alopecia.

 *Infecciones frecuentes*, especialmente de vías respiratorias altas.

Visión defectuosa.

Estreñimiento, pérdida del apetito.

Insomnio, depresiones, irritabilidad con tendencia al llanto.

Hormigueos en los dedos.

 *Epistaxis*.

Amenorrea en mujeres jóvenes.

Impotencia y frigidez.

Mala memoria, vértigos y zumbidos de oído.

Picores generalizados.

Otras aplicaciones no carenciales:

 *Anginas* de repetición.

Fiebres intermitentes.

Crecimiento.

Reumatismos inflamatorios.

Metrorragias.

 Para mejorar **el rendimiento deportivo**.

Alcoholismo.

Envejecimiento precoz.

 *Menstruaciones* abundantes.

 *Encías sangrantes*, piorrea.

Piernas temblorosas.

Mala resistencia a las infecciones.

Mala circulación cerebral.

 **Las amigdalitis de repetición pueden ser indicio de carencia de hierro**

Atonía intestinal.

Bronquitis y rinitis aguda.

Tos seca, aguda, dolorosa.

Blenorragia incipiente.

Cistitis.

Contusiones frecuentes.

Erisipela.

Dolores frecuentes de **oídos**.

Procesos febriles en general.

2.14. YODO

En 1811 fue identificado este mineral en las algas marinas fucus y empleado para el tratamiento del bocio endémico por el médico Coindet en 1820.

Unos años más tarde, en 1831, el doctor Boussingault confirmó la relación entre el bocio, teoría confirmada por el Dr. Marine, quien ya estableció las dosis diarias necesarias para la prevención de la enfermedad. Paralelamente a ello se analizó la presencia de yodo en 110 especies vegetales y en numerosos animales marinos, así como su acumulación en la glándula **tiroides** formando parte de la hormona **tiroxina**.

Funciones orgánicas

Con una cantidad total que oscila entre los 20 y los 50 mg de yodo, el 80% concentrado en el tiroides como tiroglobulina, este mineral cumple una misión esencial y única en el metabolismo humano. El yodo ingerido es concentrado activamente por el tiroides para ser convertido en yodo orgánico por acción de una peroxidasa y posteriormente incorporado en la tiroxina de la tiroglobulina. Una parte de las tiroxinas son privadas de yodo en el tiroides, penetrando éste en los depósitos glandulares para su reutilización, difundiéndose la mayor parte por la sangre donde se incorporarán a ciertas proteínas.

El yodo está relacionado de alguna manera con al menos 100 procesos enzimáticos controlados por el tiroides, entre ellas:

- Controlar la **energía** metabólica de las células.

- Participar en el **crecimiento** estatural de los niños.

- Favorecer el desarrollo intelectual y afectivo.

- El yodo actúa sobre el metabolismo de las grasas de manera definitiva.

- Controlar todos los procesos de asimilación y utilización de los minerales y el agua.

- Favorecer el crecimiento sano de la piel, los **cabellos** y las uñas.

- Actuar sobre el sistema circulatorio.

- Trabajar en conjunto con el resto de las glándulas endocrinas, especialmente la hipófisis y las gónadas.

- Actuar sobre el sistema neuromuscular.

- Activar la síntesis de la **melanina**.

- Facilitar la conversión de los carotenos en vitamina A.

- Participa en el metabolismo de las proteínas y los carbohidratos.

- Estimula la síntesis del colesterol.

Procedencia natural

Agua fresca, aunque oscila mucho la cantidad según la región.

Alimentos vegetales regados con **agua de manantial**.

Algas marinas de todo tipo, especialmente laminarias y **fucus**.

Los moluscos, mariscos, crustáceos y **pescados** marinos en general.

El **berro** y otras plantas acuáticas cercanas a manantiales.

El ajo y la cebolla.

Los cereales integrales y la cascarilla del arroz.

Las hortalizas de hoja verde.

Los alimentos lácteos.

La levadura de cerveza.

Los frutos secos.

El pomelo, el limón, la piña y numerosos frutos tropicales.

Sal marina sin refinar.

Aceite de hígado de bacalao.

Existe en el mercado una sal, denominada **yodada**, que no se pueden considerar una forma natural de ingerir yodo, ya que se trata simplemente de sal refinada a la que se ha añadido yodo inorgánico.

Sustancias que bloquean al yodo

En cuanto a los medicamentos tenemos al ácido aminosalicílico, las sulfonilureas, percloratos, resorcinol tópico, percloratos y el **litio**.

Los alimentos causantes del bocio son:

Los nabos, las **coles**, los repollos, los frijoles, la mostaza y las nueces.

La causa parece estar en un bloqueo del yodo circulante en sangre, el cual no puede ser absorbido por la glándula tiroides. Este efecto puede extenderse incluso a animales que consumen mucha **col rizada** y consecuentemente a la persona que tome la carne o la leche de ese animal.

Causas de deficiencia

La carencia de yodo y por ello el *bocio endémico*, sigue siendo una enfermedad que la padecen nada menos que 200 millones de personas en el mundo entero, especialmente en Colombia, valles del Himalaya, norte de España y casi toda Suramérica. También se siguen dando casos en Suiza y Estados Unidos.

De una manera resumida podemos decir que las causas pueden estar en tomar una alimentación deficitaria, bien sea por escasa o por no consumir alimentos marinos.

En el caso de los congelados se considera que se pierde al menos un 50% del yodo presente en ellos, especialmente en el agua que posteriormente se tirará. Este efecto es lo mismo que hervir pescado crudo y luego tirar el agua de la cocción.

Una forma sencilla de consumir yodo es tomar suplementos de **algas marinas** (Kelp, fucus o laminarias), bien sea en pastillas o simplemente incorporándolas a los alimentos.

 El alga fucus es una de las más ricas en yodo

Aplicaciones terapéuticas del yodo

Este mineral tan importante para la salud exige, sin embargo, un mayor control a la hora de dosificarlo, ya que un exceso o una utilización inadecuada puede producir trastornos importantes.

Por ello y ante la duda, lo mejor es tomar alimentos que sepamos contienen suficiente cantidad, evitando las pastillas de farmacia a partir de ioduro potásico o extractos de tiroides.

Puede ser útil en:

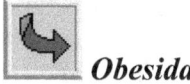 *Obesidad.*

Caída prematura del cabello en jóvenes.

Cansancio y sueño a todas horas.

 Hipotiroidismo, mixedema, *cretinismo*.

Angina de pecho.

Arteriosclerosis.

Mejora del desarrollo intelectual del niño.

Estímulo del rendimiento muscular.

 Colesterol elevado.

Mejora en la absorción de otros minerales.

Mala circulación arterial.

Cabello *seco* y áspero.

Dismenorreas en jóvenes.

 Bocio.

Uñas con estrías.

Bronquitis aguda.

Toxemia.

Esclerosis vascular.

Ganglios linfáticos inflamados.

Tuberculosis y sífilis.

Sobredosis

Se han detectado casos de sobredosis en personas que utilizaban sistemáticamente formas galénicas de yodo para desinfectar heridas.

Las más corrientes son la tintura de yodo y la pavidona iodada. Ambas son excelentes desinfectantes cutáneos, aunque incompatibles con materiales orgánicos y elementos ácidos.

No obstante, al utilizarlas en heridas abiertas o en mucosas (bucal, vaginal) puede producirse una gran absorción del yodo y con ello alteraciones en la función tiroidea.

En caso de ingestión accidental o cuando se quiera eliminarlo de la piel, puede emplearse **leche**. Los síntomas incluyen vómitos, diarreas, cólicos abdominales e hinchazón del cuello.

3. RESUMEN

El refinado de los alimentos y el empobrecimiento del suelo de cultivo, son las causas más importantes de la pérdida de nutrientes. Ambos problemas se podrían evitar simplemente con sentido común.

El refinado de los alimentos se realiza esencialmente para darle una mejor presencia y una mayor conservación, pero el consumidor reclama cada vez más alimentos sin manipular.

Hemos dado durante años demasiada importancia a los macrominerales, aquellos que existen en mayor proporción en nuestro organismo, pero los oligoelementos son igualmente decisivos para nuestra salud.

La mejor manera de consumir minerales es con los alimentos, preferentemente integrales. Hoy en día, en cualquier supermercado se encuentran ya alimentos integrales cultivados por medios ecológicos.

Las algas marinas, el polen y el caldo de cocción de las verduras, son algunos de los modos más adecuados para tomar dosis extras de minerales, así como la levadura de cerveza enriquecida con minerales.

La mayoría de las enfermedades mejorarían con una dosis extra del mineral adecuado pero, a diferencia de las vitaminas, no se deben administrar por largo tiempo pues su toxicidad es mayor.

Las personas solemos tener carencias frecuentes de magnesio, hierro y potasio. Los análisis del cabello suelen ser un sistema habitual para detectar carencias de este tipo.

4. EJERCICIOS DE AUTOEVALUACIÓN

1. Define la diferencia entre mineral y oligoelemento

2. Explica las principales funciones del calcio

3. ¿Qué parte de los huesos largos necesita más calcio en la infancia?

4. Cuatro alimentos que contengan gran cantidad de calcio

5. Matiza la función del calcio y el magnesio en los músculos

6. ¿Cuál es la mejor manera de ingerir fósforo?

7. Explica las funciones corporales del sodio

8. ¿Qué minerales pueden ser tóxicos incluso en cantidades pequeñas?

4.1. SOLUCIONES A LOS EJERCICIOS DE AUTOEVALUACIÓN

1. Mineral es aquel componente que se encuentra en grandes cantidades en nuestro organismo, mientras que oligoelemento es el que aparece en proporciones ínfimas. Ambos son indispensables para la vida.

2. El calcio interviene en la formación del hueso, en la contracción muscular, la coagulación sanguínea, favorece el sueño y controla los niveles de histamina.

3. La epífisis, parte terminal de los huesos largos, separada del cuerpo de estos durante los años del crecimiento por un cartílago, merced a la cual crece el hueso en longitud.

4. Productos lácteos, almendras, brécol, algas marinas, higos secos, dolomita y sardinas.

5. Son antagonistas en la función muscular, pues mientras el calcio interviene en la contracción, el magnesio lo hace en la relajación.

6. Al ser un mineral cuya dosis tóxica está muy cercada a la terapéutica, la mejor manera de ingerirlo en como fosfolípido, siendo la lecitina un modo natural de proporcionar fósforo.

7. El sodio contribuye al proceso digestivo manteniendo una presión osmótica adecuada y en colaboración con el potasio regula los líquidos de las células.

8. También impide la salida excesiva de los líquidos corporales, manteniendo la excreción renal en unos niveles óptimos.

9. El flúor, el cobre y el selenio. Todos son elementos esenciales, por lo que se recomienda emplearlos en dosis catalíticas o asociados a levadura de cerveza. De este modo aprovechamos sus virtudes y no damos lugar a posibles intoxicaciones.

EXAMEN

1. ¿Los minerales permanecen en el agua de cocción? SI NO

2. ¿Los dientes están formados solamente de calcio? SI NO

3. ¿La leche es la única forma de tomar calcio? SI NO

4. ¿La dolomita contiene calcio? SI NO

5. ¿La carne contiene magnesio? SI NO

6. ¿El fósforo puede ser tóxico? SI NO

7. ¿Es saludable el agua pobre en sodio? SI NO

8. ¿Se pueden perder minerales por el sudor? SI NO

9. ¿Es necesario dar más potasio cuando se toman diuréticos? SI NO

10. ¿Puede ser tóxico el cloro de las piscinas? SI NO

11. ¿El cobalto es útil en las afecciones venosas? SI NO

12. ¿El cobre mejora la pigmentación? SI NO

13. ¿Ayuda a adelgazar el cromo? SI NO

14. ¿La alimentación integral aumenta las demandas de cobre? SI NO

15. ¿Es inocua la fluorización de las aguas? SI NO

16. ¿Los dientes transparentes pueden ser debidos a carencia de flúor? SI NO

17. ¿Los esguinces de repetición pueden ser ocasionados por carencia de flúor? SI NO

18. ¿El germanio mejora la respuesta al dolor? SI NO

19. ¿Algunos aminoácidos contienen azufre? SI NO

20. ¿El hierro mejora la oxigenación? SI NO

Lección 4

ÍNDICE

AMINOÁCIDOS

Lección 4

Objetivos de esta lección

En esta lección el alumno aprenderá a diferenciar entre los diferentes aminoácidos, los esenciales y no esenciales, componentes vitales para la vida poco conocidos pero cuya aplicación como nutrientes es de gran interés.

Al igual que las vitaminas y los minerales su presencia es esencial para mantener la salud y dosis extras de ellos nos pueden aportar una gran cantidad de beneficios, aún cuando no tengamos carencia de ellos.

1. ¿QUÉ SON LOS AMINOÁCIDOS?

Son sustancias químicas orgánicas en cuya composición molecular entran un grupo amínico y otro carboxílico, son los componentes básicos de las **proteínas** y unos nutrientes tan importantes como las vitaminas. Los aminoácidos sirven de materia prima en la obtención de otros productos celulares, como **hormonas** y pigmentos, mientras que varios de estos aminoácidos son intermediarios fundamentales en el metabolismo celular. Todos ellos se encuentran en cantidades adecuadas en la carne de los animales, en ciertas combinaciones de proteínas de plantas, así como en las algas marinas.

Aparte de los aminoácidos de las proteínas, se han encontrado en la naturaleza más de 150 tipos diferentes, incluidos algunos que contienen los grupos amino y carboxilo ligados a átomos de carbono separados. Estos aminoácidos de estructura poco usual se encuentran sobre todo en hongos y plantas superiores.

La mayoría de las plantas y microorganismos son capaces de utilizar compuestos inorgánicos para obtener todos los aminoácidos necesarios en su crecimiento, pero los animales y el ser humano necesitan conseguir algunos de los aminoácidos a través de su dieta.

1.1. LAS PROTEÍNAS

Hablar de aminoácidos sin nombrar las proteínas es como hablar del aire sin mencionar al oxígeno; lo uno va unido a lo otro. Las proteínas corporales constituyen la gran parte de la masa corporal y para que ésta sea constante y se pueda renovar, debemos suministrar continuamente a través de los alimentos las proteínas necesarias, ya que no se pueden sintetizar a partir de otros nutrientes, algo que sí consiguen las plantas a partir incluso del agua.

Las proteínas constituyen la masa de los **músculos**, del cerebro, de los nervios, las vísceras, el **pelo** y las uñas, así como de las fibras elásticas que ligan y enlazan las células y tejidos. Todas son diferentes entre sí, ya que mientras unas son de estructura sólida, como las que forman las uñas y el pelo, otras son extremadamente blandas, aunque a pesar de ello químicamente se asemejan mucho entre sí, estando compuestas por millares de átomos.

Ello ha complicado siempre su análisis exacto y de muchas de ellas apenas si se conoce una fracción de su fórmula química. La fibra muscular, por ejemplo, está formada por millares de átomos enlazados entre sí formando una gran tira en forma de muelle, lo que explica su gran facilidad para acortarse y estirarse al menor estímulo nervioso; han convertido la energía de los alimentos en trabajo mecánico.

Las proteínas tienen una solubilidad incompleta, imperfecta, por lo que es necesario administrarlas siempre en forma coloidal para que se puedan emplear farmacológicamente.

Se componen de los cuatro elementos básicos, carbono, oxígeno, nitrógeno e hidrógeno, a los que se unen con frecuencia otros elementos como el azufre y el fósforo.

Proteínas=nitrógeno

La presencia de **nitrógeno** en su composición las convierte ya en un componente especialmente interesante, mucho más si tenemos en cuenta que los otros dos nutrientes, los glúcidos y los lípidos, no lo contienen. Ahora sabemos que 16 gramos de nitrógeno contienen 100 gramos de proteínas, que el nitrógeno se descompone en amoníaco y que gracias a ellas podemos absorber la mayoría de los minerales. El hierro se une a la hemoglobina (una proteína) de la sangre, el yodo a la tiroglobulina del tiroides y el fósforo a la caseína de la leche, sin cuya unión sería imposible su metabolización.

Referente al nitrógeno (el cual se encuentra en cantidades insignificantes en algunas vitaminas), sabemos que penetra en el cuerpo a través de las proteínas, ya que, el que inspiramos somos incapaces de aprovecharlo. Este nitrógeno no penetra en el cuerpo más allá de los pulmones, aparte de una pequeña cantidad que se disuelve en la sangre y que no afecta a su metabolismo. El que procede de los alimentos pasa por el hígado y sale después metabolizado por la orina en forma de **urea**. Otras formas de presentarse el nitrógeno en la orina son como **amoníaco**, el cual está presente en pequeñas cantidades y es el responsable del olor característico de la orina, aumentando su producción cuando es necesario para neutralizar la acidez.

El resto del nitrógeno sale a través de las heces por varios mecanismos diferentes:

1.   Sólo digerimos un 90% de los alimentos y el resto, incluidas las proteínas, es eliminado.

2.   Los jugos gástricos segregados en el intestino disuelven los enzimas, un tipo de proteína, los cuales se absorben parcialmente en el intestino delgado, eliminándose el resto por heces.

3.   Las células que recubren la pared intestinal se desprenden continuamente y son sustituidas por otras nuevas. Las células muertas son absorbidas de nuevo, aunque una pequeña cantidad también es eliminada en forma de proteína.

4.   Las bacterias que pueblan el sistema digestivo están compuestas mayoritariamente de proteínas, existiendo también un recambio continuo.

La piel también contribuye a este recambio de nitrógeno ya que el pelo, las uñas y la misma piel, son ricas en proteínas, a lo que hay que sumar las pérdidas por el sudor y la sangre menstrual.

Como estamos viendo, las pérdidas de nitrógeno son constantes y por ello es necesario suministrar las proteínas continuamente ya que, además, son vitales para reponer todos los tejidos gastados y contribuir al crecimiento celular general. Si conseguimos un equilibrio entre ingesta y pérdida decimos que hay un "**equilibrio en nitrógeno**". En el supuesto de que el organismo esté creciendo o reparando tejidos, la excreción de nitrógeno disminuye para concentrarse en la reparación y hay entonces un balance positivo, circunstancia que se da igualmente en los deportistas, especialmente en los que trabajan su musculatura, y en las mujeres embarazadas que están formando un organismo nuevo.

El balance negativo de nitrógeno se da cuando una persona expulsa más nitrógeno del que ingiere y, por tanto, pierde masa muscular rápidamente. Estos casos se dan en los grandes quemados, las operaciones, los traumatismos y las infecciones con fiebre.

Aunque en estas circunstancias las pérdidas de nitrógeno son importantes, es mejor esperar a que se reponga el enfermo antes de administrar dosis suplementarias de proteínas, pues probablemente no puedan ser asimiladas. Es más, es posible que el mismo organismo comience a retener nitrógeno, no lo elimine en absoluto, y puedan así compensarse de un modo natural las reposiciones.

En el curso de una enfermedad se pueden perder hasta un total de un kilo de proteínas corporales.

El cálculo es sencillo: si son necesarios 40 gramos diarios para mantener los niveles normales de proteínas y se ingieren entonces 80 gramos, las pérdidas quedarán cubiertas en apenas tres semanas.

Las proteínas tienen un papel esencialmente estructural y por ello dan la forma adecuada a cada órgano o célula, aunque hay otras que son funcionales, esto es, que gracias a ellas se pueden producir las reacciones enzimáticas y energéticas adecuadas. Algunas tienen la misión de transportar sustancias a través del organismo entre los diferentes órganos, especialmente las hormonas, los productos metabólicos y los nutrientes, llegando incluso al interior de las células.

El ser humano las ingiere ya formadas, bien sea directamente a través de los alimentos vegetales o bien comiendo animales que anteriormente hayan comido plantas. Esta conclusión tan sencilla, de que a fin de cuentas todas las proteínas proceden de las **plantas**, han motivado muchos de los movimientos por una alimentación mejor, más saludable y menos cruenta, ya que quizá sea más sencillo ir al principio de la cadena alimentaria, al vegetal, en lugar de cuidar animales para después comer su carne. Un dato en este sentido es que por cada kilo de proteína animal se necesitan siete de proteína vegetal.

Un simple cálculo matemático nos dice enseguida que quizá el hambre en muchos países se acabaría comiendo sencillamente los productos vegetales, especialmente los cereales, en lugar de cuidar miles de cabezas de ganado para tener que matarlos posteriormente. De hacerlo así, a buen seguro ganaríamos todos un poco más de salud.

Una vez que las noticias manipuladas de los ganaderos han sido descartadas, en el sentido de que la carne de los animales es imprescindible para la alimentación humana, solamente nos queda una cuestión de gusto, paladar o costumbre social. Si todas las proteínas animales se han formado a partir de los vegetales, no hay motivo para ensalzar la calidad de los alimentos cárnicos y despreciar los vegetales.

Los alimentos más ricos en proteínas son las carnes, los pescados, los huevos, la leche, los **cereales**, las **leguminosas**, los frutos secos y las **algas**, aunque prácticamente se pueden encontrar en cualquier clase de tejido vivo. Los cereales, por ejemplo, contienen hasta un 10% de proteínas, las espinacas un 2% y la carne un 21%, sin que la cantidad quiera decir calidad, ya que, como veremos a continuación, no es la cantidad de proteínas lo que más nos debe preocupar, sino otra serie de factores más importantes. Un ejemplo de ello lo tenemos en las **patatas**, las cuales con su apenas 4% de proteínas pueden cubrir más de la mitad de nuestras necesidades diarias.

Ningún producto que provenga de la naturaleza está carente de proteínas, salvo que la manipulación del hombre lo consiga modificar.

El azúcar blanco, el industrializado, no contiene nada más que sacarosa, pero en su estado natural, en la remolacha o la caña de azúcar, sí contiene proteínas en suficiente cantidad como para constituir un alimento equilibrado; solamente la mano del hombre consigue alterar un alimento en sí mismo correcto. Y esto mismo lo podemos ampliar a las grasas, los aceites comestibles, por ejemplo, los cuales son grasas puras en su comercialización, pero no en su forma natural como aceitunas o semillas.

Las semillas nos aportan, conjuntamente, proteínas y grasas, además de gran cantidad de vitaminas y minerales.

Cantidad de proteínas necesarias

Al igual que ya ha ocurrido con las grasas y los hidratos de carbono, la cantidad necesaria de proteínas que se necesitan en la alimentación humana está cambiando continuamente, según el investigador que hable. Si nos atenemos a las cifras recomendadas por los carnívoros, encabezados por Liebing (¿no les recuerda ese nombre a una marca de extractos de carne?), los adultos necesitaríamos 1 gramo de proteína por cada kilo de peso, o sea, si tenemos 70 kilos de peso pues 70 de proteínas, ni una más, ni una menos. Bueno, pues a los ganaderos norteamericanos y argentinos les debió parecer poco el consumo de carne de vacuno, ya que nos hablaron después de hasta 2 gramos por kilo de peso y si cuela, cuela.

Hoy en día hay mucha gente que sigue creyendo que es necesario comer al menos una vez al día carne de vacuno o de cerdo

Estas afirmaciones llevaron a la conclusión a miles de personas a creer que el jamón serrano es un alimento de primera magnitud y los cereales algo para los niños. Y es que la ignorancia de la población no es casual sino manipulada, casi siempre por motivos puramente económicos. El día en que las vacas desaparezcan ya habrá alguien que nos convenza de que el alimento perfecto es la carne de ostra, siempre y cuando ese alguien cultive ostras y no champiñones.

La única manera correcta de averiguar las necesidades diarias de proteínas es conociendo nuestras pérdidas, pero, aún así, no podríamos estar seguros de haber acertado ya que parece ser que el organismo es capaz de retener proteínas cuando hay gran demanda. Una persona recién operada de un traumatismo o un deportista de élite, son dos ejemplos de aumento de la demanda la cual puede ser suplida en parte con un aumento de los hidratos de carbono, teniendo en cuenta la baja eliminación de proteínas que existe.

Una persona con una actividad física media necesitaría un mínimo de 33 gramos de proteínas útiles para cubrir sus necesidades y salvo circunstancias especiales como las mencionadas anteriormente, nunca debería sobrepasar los 50 gramos.

Existen, sin embargo, multitud de factores que aumentan nuestras necesidades proteicas, entre ellos los problemas emocionales (tristeza, **estrés**, irritabilidad, dolor o ansiedad), los cambios bruscos del clima o la sudoración abundante. La abundancia de hidratos de carbono también puede causar un déficit de proteínas, lo mismo que un exceso de proteínas produce una mayor demanda de carbohidratos para que puedan combustionarse. Esto último ha sido la causa de que muchas personas mal aconsejadas hayan tomado una alimentación casi exclusivamente a base de proteínas, con **batidos** incluidos, en la creencia de que el organismo emplearía las grasas de reserva como energía y adelgazarían. Lo que sí es seguro es que adelgazaron en salud y economía, ya que los kilos perdidos volvieron con gran celeridad.

Como pauta final, podemos admitir que necesitamos aproximadamente 0,6 gramos de proteínas por kilo de peso y que éstas pueden provenir de cualquier alimento que las contenga, sea vegetal o animal.

1.1.1. Cantidad de proteínas en los alimentos

(Expresadas en gramos/100)

Carne de caballo: 21,7

Carne de cerdo: 15,5

Hígado de cerdo: 19,2

Conejo: 20,4

Embutido de cerdo: 12,2

Gallina: 18,1

Jamón curado: 15,4

Morcilla: 18,2

Carne de oveja: 18,2

Pavo: 20,1

Pollo. 18,2

Pechuga de pollo: 19,2

Ternera: 19,1

Tocino: 9,1

Carne de ternera: 19,1

Carne de vaca: 21,4

Hígado de ternera: 19,8

Huevo entero de gallina: 11,3

Clara del huevo: 11,0

Yema de huevo: 16,0

Almeja: 12,6

Anchoas: 21,5

Atún: 24,2

Bacalao seco y salado: 81,8

Bonito: 23,5

Calamares: 16,4

Cangrejos: 17,3

Caviar: 26,9

Gambas: 17,3

Langosta: 16,2

Lenguado: 19,0

Mejillones: 11,7

Merluza: 19,3

Ostras: 5,8

Pulpo: 12,6

Salmón: 19,9

Sardinas en aceite: 25,3

Trucha: 18,2

Leche condensada: 8,1

Leche de vaca: 3,5

Queso manchego: 25,0

Queso blando: 15,0

Yogur: 4,8

Pan blanco: 9,3

Patata: 1,8

Judías blancas: 22,0

Almendra: 18,6

Lechuga: 1,3

Naranja: 0,8

El problema de los excesos

Es bien sabido que en los años de la última guerra mundial no existían apenas obesos en la población, salvo en las clases privilegiadas. Enfermedades ahora comunes, como la obesidad, la diabetes, la hipertensión o el exceso de ácido úrico, eran casos poco corrientes. Los llamados factores de riesgo nunca estaban relacionados con la alimentación y la sangre de la población tenía un rasgo común: era muy fluida.

Junto a esta delgadez, comenzaron a surgir numerosos especialistas que indicaron cuáles eran las causas de la malnutrición de las gentes. Dijeron que la carencia de carne era la causa principal y preconizaron el consumo de carne de mamífero y sobre todo el pernicioso **hígado.** No había persona delgada a quien no le recomendasen su filete de hígado encebollado, algo verdaderamente difícil de ingerir y mucho menos de asimilar.

Para que sus opiniones fueran más contundentes atacaron duramente el consumo de pan (quizá el único alimento al alcance de todo el mundo), lo mismo que pusieron en la picota a los pescados azules (eran indigestos, decían), recomendando la merluza y otras especies casualmente más caras. O sea, la buena alimentación dependía de tu clase social. Si tienes dinero comerás bien a partir de jamón serrano, merluza, solomillo y mariscos. Las legumbres, las hortalizas, las patatas guisadas y el pan de centeno, eran cosa de pobres y, por tanto, alimentos de segunda categoría. Una familia rica nunca te invitaría a comer patatas rellenas. El resultado de ello fue así: había una clase obrera fuerte, vigorosa, alimentada con productos de la tierra, y una clase pudiente (y dominante), pálida, delgada y enfermiza.

Las autoridades sanitarias contribuyeron sensiblemente en esta ignorancia alimentaria, este culto desmedido a la proteína, y las carnicerías se prodigaron tanto como los bares. Un niño podía entonces dejar de comer la sopa de fideos, el arroz o las sardinas, pero el filete era cosa obligada si no quería recibir un castigo. Recuerden la imagen de un niño comiendo un bocadillo de chorizo: si no tenía hambre para todo al menos que se comiera "lo de dentro" y que dejara el pan.

La ignorancia nutritiva se nota en los banquetes, en donde la gente deja la guarnición de patatas con zanahoria, pero el solomillo desaparece de los platos enseguida.

Uno de los razonamientos erróneos que aún se mantienen es que el ser humano no dispone de ningún sistema para almacenar proteínas y el exceso tiene que ser forzosamente quemado. Por tanto, las reposiciones deben de ser diarias y en cantidad suficiente. Pero esto ha llevado a las gentes al extremo opuesto, al del exceso, y con él las consecuencias que vamos a comentar. Una alimentación cárnica continuada provoca unos capilares sanguíneos **engrosados** en su membrana basal, llegando a tener un diámetro hasta tres veces superior al de un vegetariano.

El primer inconveniente de este engrosamiento es que la glucosa tiene dificultades para pasar a sangre y para lograrlo aumenta su presión mediante una hiperglucemia. A su vez, este engrosamiento de la membrana capilar dificulta el intercambio de oxígeno y para compensarlo aumenta el número de eritrocitos que mejoren la **oxigenación**. Una persona con exceso de carne en su dieta puede llegar a ver disminuido su intercambio de glucosa y oxígeno hasta un 80% con relación a una persona normal.

El exceso de proteínas, por tanto, provoca no solamente un engrosamiento de la membrana capilar, sino una disminución de su permeabilidad a causa de la acumulación de proteínas. Este exceso produce también una sangre muy espesa ya que todos los elementos proteicos de la sangre aumentan, como es el caso de la hemoglobina, el fibrinógeno o los eritrocitos, lo que ocasiona una alteración de la sangre que obliga a las proteínas a acumularse en las articulaciones y los riñones.

Si la alimentación sigue en esa línea de exceso de proteínas, las arterias empiezan a acumularlas en la parte interna y allí se mezclan con las lipoproteínas y el ácido úrico, comenzando a formarse un *ateroma*. Con el paso de los años la saturación es crónica, hasta el hígado, la retina, la nariz y el apéndice se constituyen en depósitos de proteínas, dando lugar a nuevas patologías.

Antiguamente esta plétora era percibida por los médicos los cuales aplicaban sangrías con bastante sabiduría a sus obesos pacientes. Bastaba una extracción de 400 cc de sangre para eliminar inmediatamente 200 gramos de proteínas. No nos debe extrañar que los *hipertensos* sangren frecuentemente por la nariz, ya que es una defensa natural de su organismo para restablecer el equilibrio.

Un día de ayuno semanal bastará para restablecer el equilibrio en proteínas en el plazo de un mes.

2. LOS AMINOÁCIDOS

Después de toda esta introducción más de un alumno se preguntará qué tienen que ver las proteínas con los aminoácidos y el porqué de este largo preámbulo.

Lo que verdaderamente caracteriza a las proteínas es el estar compuestas de otras unidades menores unidas entre sí, llamadas aminoácidos. Es como un tren con muchos vagones. El tren en conjunto es la proteína, mientras que los vagones son los aminoácidos; sin ellos no hay proteína. Además, el número de vagones (aminoácidos) varía según la proteína a formar, lo mismo que su posición en la cadena.

Cada aminoácido posee en su extremo dos grupos activos de átomos que facilitan algo que podría parecerse a un tren: uno es el grupo amino y el otro el grupo ácido, de ahí su nombre, aunque hay dos, la hidroxiprolina y la hidroxilisina que no están distribuidos ampliamente entre las proteínas de los tejidos corporales y se encuentran entre las fibras blancas del tejido conjuntivo.

Otra excepción está en la monoyodotirosina, la tirosina y la diyodotirosina, las cuales contienen yodo y se encuentran primariamente en la glándula tiroides y en la tiroglobulina, una de las proteínas de la glándula.

Si tenemos en cuenta que los aminoácidos resultan de la digestión de las proteínas es intranscendente que las proteínas sean de origen animal o vegetal, ya que todas se desdoblan en aminoácidos y cuando éstos se absorben a través de la pared intestinal son utilizados para formar nuevas proteínas.

Por eso los elementos básicos son los aminoácidos y no las proteínas, aunque no todos deben ser aportados a través de la dieta. Las células corporales pueden fabricar un aminoácido a partir de otro, como ocurre con la fenilalanina, la cual puede transformarse en tirosina simplemente introduciendo en ella oxígeno.

Este hecho ha motivado el que se establezcan dos grupos de aminoácidos, esenciales y no esenciales, aunque esta clasificación ha dado lugar a numerosos errores, ya que todos son esenciales y no siempre los no esenciales pueden ser fabricados por el organismo a partir de otros, lo que les da ya la clasificación de esenciales.

Los aminoácidos corporales son:

Glicina, alanina, valina, leucina, isoleucina, fenilalanina, tirosina, triptófano, ácido aspártico, ácido glutámico, serina, treonina, cistina, cisteína, metionina, arginina, histidina, lisina, prolina e hidroxiprolina.

Cualquier aminoácido, sea cual sea su origen, es idéntico a otro similar y ninguna proteína necesita tener una mezcla ideal de aminoácidos. Si una de ellas carece de un aminoácido determinado esta carencia puede equilibrarse tomando proteínas de un alimento que contenga suficiente cantidad de ese aminoácido.

La mezcla de diferentes alimentos suele ser mejor que la toma aislada de uno de ellos y en este sentido es de destacar que la mezcla de leche con pan sigue siendo una de las mezclas más perfectas, en cuanto a contenido de aminoácidos, que se puede realizar. El único problema es que la mezcla debe realizarse simultáneamente ya que no existe almacenamiento de aminoácidos en el cuerpo.

Si un alimento contiene un exceso de algún aminoácido no puede reservarse para cubrir posibles carencias; se elimina el exceso. Solamente en los casos en que todos los aminoácidos se presenten en las proporciones adecuadas en cada comida tendremos las proteínas necesarias para el organismo, aunque no hay que olvidar la peculiaridad de los aminoácidos "no esenciales" los cuales pueden ser sintetizados de diferentes maneras aunque no existan en la dieta. Los otros, los "esenciales" no utilizados, pasarán a formar parte de la cadena energética aportando 4 kcal por gramo.

2.1. VALOR DE LAS PROTEÍNAS

Este término también ha dado lugar a numerosas confusiones en el sentido de confundir "valor" con utilidad de una proteína. Se dice que una proteína tiene mayor "valor biológico" que otra cuando está compuesta de una mayor proporción de aminoácidos esenciales y en base a ello se la engloba en una categoría superior, lo que es erróneo.

Una proteína de alto valor biológico se supone que tiene la facultad de quedar retenida en el organismo para ser utilizada en la síntesis de los tejidos, mientras que las de menor valor biológico parece que no puedan ser utilizadas, por lo menos adecuadamente.

Si fuera así tan sencillo, bastaría con tomar exclusivamente aquellos alimentos de mayor valor biológico en cuanto a proteínas para estar nuestras necesidades cubiertas. La leche, la carne y los huevos indudablemente tienen un alto valor biológico, como podemos ver en la siguiente tabla en orden de importancia:

Leche materna: 100

Huevo entero de gallina: 100

Carne: 75

Pescado: 75

Leche de vaca: 75

 Soja: 70

Arroz: 60

trigo: 50

Leguminosas: 50

Maíz: 40

Pero hay dos factores que nos pueden hacer ver las cosas de otro modo: uno, que basta con mezclar arroz con patatas para lograr así una gran calidad biológica en las proteínas, lo mismo que mezclando varios cereales entre sí. Dicho de un modo más claro: mezclando productos vegetales siempre conseguiremos un gran valor biológico en las proteínas, además de aportar el resto de los nutrientes igualmente imprescindibles.

 La carne, a pesar de su gran valor biológico es un alimento desequilibrado, mucho más que los cereales.

Aunque muy olvidados por los expertos en nutrición, existen una serie de alimentos que contienen una riqueza en aminoácidos esenciales muy superior al de la carne, entre ellos: el germen de trigo, el polen, la jalea real, la levadura de cerveza, las semillas de sésamo, el mijo y las algas, los cuales pueden añadirse como complemento de cualquier dieta asegurándonos así una composición perfecta en cuanto a proteínas se refiere.

Mezclando cereales con legumbres, legumbres con semillas, leche con cereales o pan con queso, podemos tener la seguridad de que nuestro organismo está recibiendo todos los nutrientes que necesita, incluidos los aminoácidos no esenciales, los cuales aunque su demencial nombre indique, son tan esenciales como los otros.

UNA CLASIFICACIÓN MÁS ACERTADA

Además del valor biológico de una proteína existe otra clasificación, quizás más imprescindible, la cual deja las tablas anteriores en entredicho: nos referimos a la Utilidad Neta de la Proteína (NPU). Este dato se refiere no tanto a la cantidad de aminoácidos esenciales que contiene una determinada proteína sino a la posibilidad que hay de que esa proteína pueda ser aprovechada por el organismo.

De nada vale que una proteína sea completa si no la podemos metabolizar y aprovechar en su totalidad.

Las carnes, por ejemplo, tienen un valor biológico de 75 pero una utilidad neta de 65, lo que quiere decir que sus proteínas, aún estando compuestas de casi todos los aminoácidos esenciales quizá no puedan ser absorbidas. El huevo tiene una utilidad neta del 94%, el pescado un 80% y la leche del 82%, lo que indica ya su valor como alimento proteico, mucho más si los mezclamos con cereales.

Mezclando judías de un valor biológico de 40, con trigo que tiene 50, se consigue elevar su valor biológico al 70% y su utilidad neta al 95%, casi perfecto, ya que además es una mezcla que proporciona energía calorífica, la base de la vida.

Y por último, no hay que olvidar que un alimento debe contener una mezcla lo más completa posible de elementos nutritivos, además de no causar daño con su consumo habitual. En este sentido está claro que la alimentación cárnica queda en desventaja respecto a la vegetal, ya que su contenido vitamínico y mineral es muy pobre, mientras que es demasiado rica en grasas saturadas, muy perjudiciales para la salud. Es también deficitaria en hidratos de carbono (imprescindibles para combustionar las proteínas) y su digestión genera, además, residuos tóxicos como las purinas o el ácido úrico, perjudiciales para la salud.

¿Se deterioran las proteínas en el proceso de cocinado?

Se ha hablado tanto de las pérdidas de vitaminas durante el cocinado y la conservación de los alimentos que apenas nadie sabe si las proteínas también se deterioran en nuestras cocinas.

Aunque no existen tantas investigaciones como en el caso de las vitaminas sabemos que, por ejemplo, el aminoácido lisina es muy sensible al calor, pero mucho más lo es a la presencia de glucosa. Si empleamos un buen cereal como es el trigo y lo mezclamos con azúcar blanco para realizar un dulce, se produce inmediatamente una pérdida de lisina.

Eso mismo ocurre cuando hacemos palomitas de maíz o trigo hinchado, el cual pierde parte de la lisina al ser sometido a las fuertes presiones del proceso y al calor extremo. Afortunadamente el hecho de mezclar cereales con leche en el desayuno cubre este problema y la alimentación vuelve a ser completa.

Absorción de los aminoácidos

Como ya sabemos, las proteínas no se absorben como tales sino que lo hacen como aminoácidos. Estas sustancias hidrosolubles pasan por difusión a través de la pared del intestino y de ahí a la sangre, aunque un pequeño porcentaje se queda en el tejido linfático y de este modo pasan a la circulación en general.

La sangre cargada de aminoácidos entra en el hígado, donde se efectúan una serie de cambios metabólicos. Desde esta víscera se transportan a las células orgánicas para ser utilizados en la síntesis de las proteínas, factor prioritario para formar nuevas proteínas y así poder sustituir la fracción proteica perdida en el diario desgaste de los tejidos y para elaborar diferentes enzimas y hormonas.

Si los aminoácidos existen en ese momento en exceso con respecto a las necesidades de ese día, este exceso se podrá emplear como fuente de combustible inmediata o transformarse en glucosa y entrar en el metabolismo de los hidratos de carbono. EL resto pierde su grupo amino en el hígado y los riñones y forma amoniaco, que normalmente se combina con bióxido de carbono para formar la urea que se excretará por la orina.

Existen indicios de que algunas proteínas no se desdoblan en aminoácidos y que se absorben intactas, aunque su utilidad está muy disminuida y lo normal es que se excreten como tal pues el cuerpo no puede hacer uso de ella. Es más, UNA PROTEÍNA INTACTA PUEDE DAR LUGAR A PROBLEMAS TÓXICOS O ALÉRGICOS, INCLUSO GRAVES, especialmente si son absorbidas a través del sistema respiratorio.

Solamente en la lactancia y si el bebé ingiere leche materna, puede asimilar ciertas proteínas, en concreto globulinas, presentes en la leche, las cuales le aportarán ciertas defensas en los primeros meses de su vida.

Los aminoácidos que se absorben en exceso y aquellos que resultan de la demolición de las proteínas corporales pierden su grupo amino en el proceso de la desaminación a nivel hepático, formando la urea.

Parece ser que NH3 y CO2 se unen con el aminoácido ornitina y forman citrulina y esta a su vez forma arginina, la cual se hidroliza en el hígado por un enzima llamado arginasa para formar urea y reconstruir la ornitina anterior, ya que esta no se elimina por la orina.

3. LOS AMINOÁCIDOS ESENCIALES UNO A UNO

3.1. FENILALANINA

C9 H11 02 N

Al igual que otros aminoácidos que posteriormente analizaremos, la fenilalanina la podemos encontrar en forma Levógira o L y Dextrógira o D, según sea que el radical NH2 se encuentre a la izquierda o la derecha. Esta diferenciación es muy importante a la hora de sus aplicaciones terapéuticas, ya que según lo empleemos lograremos resultados diferentes.

En los alimentos lo encontramos como L-Fenilalanina y esta es la forma con la que el organismo es capaz de fabricar nuevas proteínas, siendo la forma D la que habitualmente se encuentra en los vegetales y las bacterias, aunque posteriormente es transformada por el cuerpo en la forma L, quedando una pequeña cantidad que se encuentra como DL, también con distintas aplicaciones.

La forma L-Fenilalanina se encuentra en grandes cantidades en el cuerpo humano, casi siempre unida a otras sustancias que también intervienen como neurotransmisores.

Por ello, este aminoácido ejerce una importante función para regular la presión arterial y el consumo de oxígeno, los niveles de glucosa en sangre, las pulsaciones cardíacas, el metabolismo de los lípidos y el buen funcionamiento del sistema nervioso y cerebral. Parece ser que ejerce una labor vital en la memoria y la agudeza mental, así como en los reflejos autónomos de defensa.

Interviene en la producción de la dopamina y la norepinefrina, lo que hace interesante su utilidad para regular los cambios del humor. También actúa sobre el centro hipotalámico del apetito, muy influido por la cantidad de norepinefrina corporal y la hormona colecistokinina.

La otra forma galénica habitualmente encontrada en ciertos compuestos dietéticos, la D-fenilalanina, no puede ser empleada como un precursor de los neurotransmisores ya que incluso puede que anule parte de su acción, lo que explicaría su propiedad de mitigar los dolores de tipo nervioso, como ocurre en las ciáticas y neuralgias. Hay quien asegura incluso que actúa de manera similar a la morfina ya que inhiben ciertos enzimas responsables del dolor.

Una tercera forma galénica que se comienza también a emplear es una mezcla de ambas, la DL-fenilalanina, la cual tiene las propiedades de ambas y no parece tener efectos secundarios. Tal es así que incluso la estamos viendo ya añadida incluso a bebidas refrescantes. Por tanto y si esto es así, la DL-fenilalanina tendría propiedades espectaculares para suprimir el dolor crónico en las enfermedades reumáticas, estimular la producción de las endorfinas, las cuales influyen en nuestro estado anímico y en la resistencia al cansancio, y hasta serían capaces de prolongarnos la vida.

Su eficacia como antidepresivo está siendo cada vez más estudiada, especialmente en las depresiones de los ancianos y aquellas que aparecen por falta de adaptación al medio.

Y si como dicen la esquizofrenia no es sino una enfermedad depresiva, una profunda tristeza del individuo ante una sociedad que no le entiende, la DL-fenilalanina quizá se podría utilizar como preventivo para curarles.

No obstante, y dado que muchos de estos enfermos lo son como consecuencia a un tratamiento anterior con anfetaminas, se debería tener cuidado en su aplicación ya que es posible que la enfermedad se agudice, más que nada si tenemos en cuenta que estimula ciertos neurotransmisores con efectos anfetamínicos. Por tanto, y aunque su efecto antidepresivo sea cierto deberemos tener precaución en utilizarla en enfermos especialmente nerviosos y agresivos y emplearla solamente en aquellas depresiones que cursen con apatía al entorno social.

Sus acciones por tanto en la crisis depresiva podrían estar centradas en tres cambios: incrementar la cantidad de norepinefrina, mejorar la utilización de las endorfinas y estimular la acción de los neurotransmisores. Todo ello sin efectos adversos ni de rebote, por lo que la enfermedad depresiva puede considerarse resuelta después de un tratamiento con fenilalanina.

Funciones orgánicas:

1. Junto a la Tirosina actúa de manera decisiva en los procesos de pigmentación cutánea.

2. Mejora la agudeza mental y la memoria, especialmente en los ancianos.

3. Es un moderador del apetito de media mañana.

4. Regula el metabolismo de las grasas y de la glucosa, contribuyendo así a controlar el sobrepeso.

5. Colabora en la misión de neurotransmisores nerviosos.

6. Ayuda a formar el colágeno y la elastina, actuando, además, como antiinflamatorio en las enfermedades reumáticas.

7. Corrige la dismenorrea y aumenta la libido en ambos sexos.

8. Es un eficaz antidepresivo al estimular la producción de endorfinas y norepinefrina.

9. Actúa como analgésico general.

Síntomas carenciales:

1. Vitíligo y canicie precoz.

2. Depresión endógena, ansiedad y falta de interés por el entorno.

3. Cataratas, congestión ocular.

4. Aumento de la sensibilidad al dolor, especialmente en las jaquecas y enfermedades inflamatorias.

5. Alteraciones graves de la conducta.

6. Aumento desmesurado del apetito con pérdida simultánea de energía.

7. Pérdida de la memoria y poca capacidad de concentración.

Aplicaciones no carenciales:

Cualquier alteración en las facultades intelectuales.

 Disminución del apetito sexual.

 Obesidad.

Artrosis y reumatismos dolorosos.

Inflamaciones traumáticas.

Falta de pigmentación cutánea o capilar.

Dolores en general.

Alteraciones del comportamiento y del carácter.

Notas de interés:

Hoy día existen numerosos preparados comerciales que contienen fenilalanina, incluidas cremas bronceadoras y aunque no se han demostrado efectos secundarios deben abstenerse de tomarla las personas de carácter agresivo o muy nerviosas, así como los enfermos de fenilcetonuria, una enfermedad metabólica en la cual no se metaboliza la fenilalanina, existiendo siempre un exceso de ella en sangre.

Si se está en tratamiento médico por hipertensión, obesidad, depresiones, fenilcetonuria o antiinflamatorios, es mejor consultar a un médico experto en aminoácidos antes de ingerirla. Como siempre, el embarazo es un estado en el cual no se debe tomar ningún suplemento sin consultar al médico.

Sus efectos se potencian tomando Taurina y Tirosina, así como vitaminas C y B.

Cantidad aproximada de este aminoácido por cada 100 gr. de proteína:

Trigo integral: 5,1

Harina refinada: 5,5

Soja: 5,3

Arroz: 5,0

Patata: 5,4

Cacahuete: 5,1

Avena: 5,5

Pescado: 4,4

Carne: 5,0

Leche: 5,5

Hígado de vaca: 6,1

Gelatina: 2,3

Huevo: 6,3

Maíz: 5,0

Pan: 5,0

3.2. ISOLEUCINA

C6 H13 02 N

De sumo interés en los tratamientos dietéticos de preparación deportiva, este aminoácido ramificado esencial tiene una importancia extraordinaria por su efecto anabólico.

Aunque se absorbe bien en el intestino delgado, existen ciertos problemas en su transporte hacia las células musculares, por lo que no son raras las carencias, especialmente en individuos con gran actividad mental y física.

Comercialmente se extrae de la proteína de la leche, la remolacha y los huevos, recomendándose una media de 150-400 mg una vez al día.

Funciones orgánicas:

Junto a la Valina y la Leucina, ayuda al desarrollo muscular y estatural, por lo que se le considera un anabolizante no hormonal interesante, al mismo tiempo que acorta los tiempos de recuperación en estados de cansancio y es un buen energético para el deporte.

Colabora en el mantenimiento correcto del páncreas y el metabolismo de la glucosa e interviene activamente en la síntesis de las proteínas y la formación de hemoglobina.

Participa junto al ácido glutámico en el desarrollo de las funciones cerebrales.

Síntomas carenciales:

Normalmente los podemos encontrar centrados en el aparato muscular, el cual se desarrolla deficientemente, tanto en volumen como en peso de la masa muscular, generalizándose este desarrollo insuficiente a nivel de estatura, hormonal e intelectual.

También nos encontramos con anemia y mala recuperación ósea en las fracturas.

Las hepatopatías de larga duración suelen ser las mayores responsables de este déficit ya que la síntesis de la albúmina se desarrolla en el hígado y sin esta proteína no se almacenan los aminoácidos en cantidad suficiente. La sangre y el plasma es un mal reservorio de este aminoácido.

Aplicaciones no carenciales:

Por su gran efecto anabolizante se utiliza en los deportes en los cuales es necesario un rápido desarrollo muscular, como el culturismo, en unión a otros aminoácidos ramificados y también unido al polen.

En estos casos hay que tomarlo antes del entrenamiento, fuera de las horas de comida, ya que los otros aminoácidos de la dieta interfieren en su absorción por existir cierta incompatibilidad.

También lo podemos emplear para casos de fatiga intensa, ganar peso y en casos de atrofia muscular, como ocurre en la esclerosis múltiple, la distrofia muscular progresiva y las convalecencias prolongadas.

Es necesario para un mejor efecto unirlo a la Lisina, Arginina y la Valina.

Cantidad aproximada de este aminoácido por cada 100 gr. de proteína:

Trigo integral: 4,0

Harina blanca: 4,2

Soja: 6,0

Arroz: 4,8

Patata: 3,7

Cacahuete: 4,0

Avena: 4,8

Pescado: 6,5

Carne: 6,0

leche: 7,5

Hígado de vaca: 4,8

Gelatina: 1,7

Huevo: 7,7

Maíz: 6,4

3.3. LEUCINA

$C6 H13 O2 N$

Es otro de los aminoácidos ramificados esenciales cuyas acciones son similares al anterior, la isoleucina, compartiendo casi las mismas propiedades farmacológicas, hasta tal punto que se les suele emplear siempre juntos. Lo podemos encontrar, por tanto, en los alimentos proteicos o en forma dietética para aplicaciones deportivas.

Este aminoácido proviene de la degradación de las proteínas gracias al fermento Tripsina, pudiendo ser ingerido posteriormente en forma cristalizada sin alteración alguna, incorporándose a la energía metabólica de las células. Aún así, una parte de él se pierde para elaborar la síntesis de la albúmina hepática, la cual servirá posteriormente como vehículo conductor hasta los tejidos adecuados.

Este tipo de aminoácido ramificado está en una proporción mucho mayor que el resto de los esenciales, al menos en cuanto a su propiedad de formar parte de las fibras musculares.

Una manera de que el exceso de este aminoácido no se pierda, en el supuesto de que el músculo no lo necesite en ese momento, es realizar un entrenamiento o sobrecarga muscular media hora antes de ingerirlo, facilitando así la incorporación del aminoácido en la estructura del músculo. De hacerse así se logrará un aumento de la masa muscular mucho más rápido que sin realizar ejercicio.

Funciones orgánicas:

Actuar como anabolizante no hormonal, mejorando el desarrollo muscular.

Favorecer el crecimiento estatural de los niños, potenciando sus facultades intelectuales.

Favorecer la síntesis de las proteínas y la reparación de los tejidos dañados.

Estimular la formación del callo óseo y la cicatrización de las heridas.

Actuar como protector hepático, colaborando en la eliminación de toxinas.

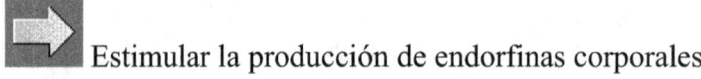 Estimular la producción de endorfinas corporales.

Potenciar la acción de la vitamina B-1.

Actuar como reductor del azúcar en sangre, pudiendo considerarse un frenador de la acción de la insulina.

Síntomas carenciales:

Poco desarrollo muscular y estatural.

Poca resistencia al ejercicio y una lenta recuperación de la fatiga.

Mala resistencia a las infecciones y una lenta curación en los traumatismos.

Distonías endocrinas, especialmente pancreáticas.

Aplicaciones no carenciales:

Hepatopatías que cursen con carencia de proteínas, cansancio extremo y que esté causada por tóxicos o drogas.

Grandes quemaduras de piel que exijan una ayuda en la regeneración cutánea.

Todos los deportes de resistencia y muy especialmente aquellos en los cuales sea imprescindible una gran masa muscular rica en fibra.

Regímenes de adelgazamiento que puedan implicar flaccidez muscular.

Aumento del volumen mamario y de su consistencia.

Cantidad aproximada de este aminoácido por cada 100 gr. de proteína:

Trigo integral: 7,0

Harina blanca: 7,0

Soja: 8,0

Arroz: 2,8

Patata: 9,6

Cacahuete: 6,7

Avena: 8,0

Pescado: 9,5

Carne: 8,0

Leche: 11,0

Hígado de ternera: 8,4

Gelatina: 3,5

Huevo: 9,2

Maíz: 15,0

Pan:

3.4. LISINA

C6 H14 02 N3

Es uno de los aminoácidos más estudiados y uno de los primeros utilizados por la medicina química por sus buenos efectos terapéuticos. Se utiliza como referencia para evaluar el contenido en aminoácidos esenciales de la dieta, para calibrar el valor biológico de las proteínas alimentarias, así como para poner ejemplos de lo que sería una mezcla racional de alimentos completos.

También y en sentido peyorativo, ha sido utilizado por los defensores de la alimentación cárnica para explicar las carencias de la alimentación vegetariana y su deficiencia en lisina.

Otra aplicación no menos importante de la Lisina es su papel como conductor de ciertos fármacos, facilitando no solamente su absorción sino incluso su biodisponibilidad, o lo que es lo mismo, que el medicamento unido al aminoácido pueda llegar con seguridad al órgano que nos interese.

En este sentido, también posee cierta acción de retardo en su eliminación y es capaz de mantener los niveles en sangre del medicamento por más tiempo que si se administra sin él.

Un dato que hay que tener en cuenta es que, lo mismo que ocurre con otros aminoácidos, si se administra de forma individual puede entrar en competencia con otros y causar carencias, especialmente de la arginina; por eso es normal que los preparados dietéticos contengan ambos ya que así se evitan desequilibrios y se potencian la acción de los dos.

Sabemos que potencia la acción del ácido acetilsalicílico, que mejora la absorción del calcio y que es protegido por la vitamina C.

No debe usarse en dosis mayores de un gramo por día, salvo que lo empleemos para tratar enfermedades muy específicas.

Funciones orgánicas:

Es un aminoácido esencial en el desarrollo infantil, no tanto a nivel muscular como de estatura, la cual estimula de una manera directa o por su acción indirecta sobre la hormona del crecimiento. En unión a la Carnitina facilita el desarrollo, mejora el apetito, estimula la quema de las grasas corporales y potencia las defensas corporales inespecíficas, especialmente contra los virus.

Es indispensable en la producción del colágeno, en el desarrollo muscular y en la producción de hormona del crecimiento, aunque este último efecto está limitado a los niños y apenas tiene acción en los adultos, aunque exista déficit de la hormona somatotropa.

Es vital en la producción de anticuerpos y para combatir las enfermedades virales.

Estimula la producción de los jugos gástricos en unión a la carnitina, mejora la fertilidad de los varones unido a la arginina y potencia la memoria juntamente con el ácido glutámico.

Activa la síntesis del colágeno en conjunción con la vitamina C y ayuda al hígado en su papel antitóxico.

Síntomas carenciales:

Básicamente se centra en los trastornos del crecimiento y la bajada en el nivel de defensas orgánicas.

También se puede dar impotencia y frigidez.

Trastornos emocionales como irritabilidad, ansiedad, pérdidas de memoria espontáneas, ausencias y hasta esquizofrenia.

Náuseas y vómitos en el embarazo, digestiones lentas y pesadas, falta de acidez gástrica para digerir las proteínas.

Pérdida de la vaina de mielina y tendencia a la esclerosis múltiple.

Imposibilidad de eliminar los metales pesados presentes en el ambiente o los alimentos.

Herpes y alergias a cosméticos y bisutería.

Alopecia.

Vértigos por hipertensión arterial.

En la infancia, enfermedades eruptivas muy intensas.

3.5. TREONINA

C4 H9 02 N

Aminoácido esencial poco estudiado, aunque se le considera responsable del buen estado mental y emocional de las personas, así como en la absorción del resto de los aminoácidos.

Actúa en sinergia con los aminoácidos glutámico en la agudeza mental, con la Lisina en el crecimiento estatural y con el Triptófano en lograr un sueño reparador.

Con la vitamina C interviene en el sistema inmunitario, con el magnesio en la contracción muscular y la relajación, con el potasio en el equilibrio hídrico de las células y con el complejo B en el mantenimiento de una flora intestinal adecuada.

Además, junto al Yodo mantiene el metabolismo activo y con el Inositol regula la cantidad de colesterol que hay en la sangre.

Las carencias de este aminoácido son frecuentes dado que se elimina en gran cantidad por el sudor y las heces.

Funciones orgánicas:

Interviene en el metabolismo del fósforo en la formación del ATP y por ello es importante en la cadena energética.

Previene la degeneración grasa del hígado y le ayuda en su función de desintoxicación. Regula el sistema nervioso.

Regula la flora intestinal saprofita, impidiendo al mismo tiempo su degeneración y el desarrollo de bacterias patógenas.

Es importante en el metabolismo del calcio y ayuda a la formación de un buen esmalte dentario. También interviene en la formación y conservación del colágeno y la formación del callo óseo después de una fractura.

Mantiene la piel libre de arrugas y evita la aparición de espinillas en la juventud.

Síntomas carenciales:

En la infancia podemos encontrar mala formación de la dentadura con aparición de caries precoces que no se solucionan con flúor.

Uñas débiles, frágiles y con manchas blancas que no responden al Sílice ni al calcio. Su papel en el metabolismo del calcio es pues muy importante.

Hay trastornos degenerativos hepáticos con infiltración grasa y mala regulación del colesterol y las sales biliares.

Hay alteraciones de los capilares sanguíneos con varices y hemorroides en los hepáticos, así como una deficiente absorción del resto de los aminoácidos esenciales.

El enfermo se vuelve débil, con piel grasa, padece infecciones y trastornos digestivos continuos, siendo normal el que su personalidad se resienta y degenere en problemas psíquicos graves. Afortunadamente las carencias se notan pronto y suele bastar una alimentación rica en proteínas para solucionarlo.

Aplicaciones no carenciales:

Lo podemos emplear con cierto éxito en una larga lista de enfermedades como:

Cualquier alteración de la personalidad que curse con irritabilidad.

Todos los problemas dentales de la infancia e incluso como preventivo para una buena salud ósea.

Problemas de congestión ocular matutina, en unión a la vitamina B-2.

Todas las hepatopatías en unión a las vitaminas del grupo B.

Varices, fragilidad capilar, hemorroides y hemorragias nasales de los anémicos, unido a la vitamina C y K, ésta última si hay problemas hepáticos.

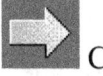 Infecciones de repetición en unión a la Lisina y la vitamina C.

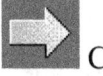 Colesterol alto y arteriosclerosis, unido a la metionina.

Cantidad aproximada de este aminoácido por cada 100 gr. de proteína:

Trigo integral: 3,0

Harina blanca: 2,5

Soja: 3,9

Arroz: 3,8

Patata: 6,9

Cacahuete: 1,6

Avena: 3,0

Pescado: 4,7

Carne: 5,0

Leche: 4,7

Hígado: 5,3

Gelatina: 1,9

Huevo: 5,0

Maíz: 3,7

Pan: 2,8

3.6. METIONINA

C5 H11 02 NS

Aminoácido esencial empleado primeramente como agente lipotrópico por su eficaz acción sobre la célula hepática, se le considera ahora como un buen antioxidante capaz de impedir los efectos tóxicos de los radicales libres.

Rico en azufre y carbono es un agente necesario en la estructura de los ácidos nucleicos y la formación del colágeno, formando parte también del glutatión reducido, un tripéptido con importantes acciones sobre el hígado, los radicales libres y la energía.

Funciones orgánicas:

Junto a la vitamina B-12 interviene en la síntesis de las proteínas.

En un desintoxicante general, aunque con una marcada acción positiva en la intoxicación por metales pesados, entre ellos el plomo.

Bloquea la acción de la histamina cuando ésta se encuentra en cantidades altas en sangre.

Es un estimulante en la producción de lecitina por parte del hígado, actuando, además, como controlador en el nivel de grasas hepáticas.

Su acción como antioxidante le confiere interesantes propiedades para la prevención contra el cáncer.

Controla los niveles sanguíneos del cobre orgánico y ayuda a metabolizar el selenio.

Junto con el azufre es un eficaz reductor de los problemas cutáneos producidos por intoxicaciones ambientales.

Favorece la producción de endorfinas, contribuyendo así a proporcionar un estado placentero.

Evita los daños producidos por las radiaciones.

Mejora la producción de la hemoglobina y las tasas de anticuerpos y globulinas.

Actúa en el sistema nervioso manteniendo la integridad de los nervios y facilitando la conducción nerviosa.

Es decisiva en el crecimiento de las uñas, pelo y en la regeneración cutánea.

Su presencia ayuda a la producción de hormonas a nivel pancreático, siendo necesaria por tanto en la diabetes.

Regula las tasas de colesterol a través de su efecto sobre la bilis, evitando los efectos perniciosos de las grasas saturadas.

Es un antitóxico ambiental y mejora el metabolismo de la mayoría de las vitaminas del grupo B.

Es necesaria para la producción de la adrenalina, en unión a la fenilalanina y la tirosina, interviniendo también en la formación de las hormonas tiroideas.

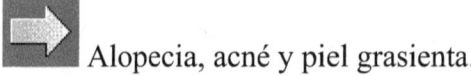 Unida a la arginina evita el envejecimiento prematuro de los varones, especialmente cuando está relacionado con la potencia sexual.

Un derivado suyo, la homocisteína, es una eficaz mucolítico.

Se puede emplear con eficacia en:

Intoxicaciones por metales pesados, tanto las ingeridas como las ambientales.

Colesterol elevado, exceso de grasas saturadas en la dieta y sus consecuencias como arteriosclerosis o hígado graso.

Obesidad por excesos de grasas animales en la dieta.

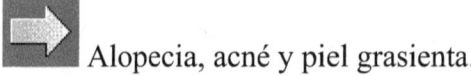Alopecia, acné y piel grasienta.

Insuficiente defensa contra las infecciones.

Retención urinaria y edemas.

Alcoholismo, tabaquismo y estrés.

Anemia por carencia de ácido fólico.

Psoriasis y cualquier problema de piel que pueda beneficiarse de un tratamiento rico en azufre orgánico.

Cantidad aproximada de este aminoácido por cada 100 gr. de proteína:

Trigo integral: 2,0

Harina blanca: 1,5

Soja: 1,7

Arroz: 1,6

Patata: 2,0

Cacahuete: 1,0

Avena: 2,0

Pescado: 3,2

Carne: 3,2

Leche: 3,2

Hígado de vaca: 3,2

Gelatina: 0,8

Huevo de gallina: 4,0

Maíz: 3,0

Pan: 0

3.7. TRIPTÓFANO

C11 H12 03 N2

Es uno de los aminoácidos esenciales más importantes de todos, no solamente en la formación de proteínas específicas sino en su papel sobre los neurotransmisores. Además, es el único aminoácido junto a la L-Glutamina, que es capaz de atravesar la barrera hemato encefálica y llegar activo al cerebro.

Como sabemos esta barrera es una extraordinaria defensa que posee el organismo para salvaguardar tan delicado órgano.

Aunque su importancia en la dieta apenas si fue tenido en cuenta, la medicina lo usó durante bastantes años para tratar problemas intelectuales, como es la enfermedad de Down y la oligofrenia, unido al ácido glutámico. Después sus aplicaciones abarcaron desde problemas del sueño, depresiones e insuficiencias circulatorias en general y de manera especial las cerebrales del anciano.

De todas maneras, no es el único aminoácido con acción sobre el sistema cerebral, aunque sí es el único que llega de manera directa, sin modificar. Otros nutrientes como la Colina o la Tirosina, tienen importantes acciones en este campo, pero deben llegar modificadas o a través de complejos sistemas hormonales.

El hecho de ser un aminoácido que debe aportarse mediante los alimentos le da aún más valor, mucho más si tenemos en cuenta que es muy inestable al calor y que incluso en alimentos ricos en proteínas se encuentra en cantidades muy pequeñas, dando lugar a carencias con mucha facilidad.

Funciones orgánicas:

Es el precursor de diferentes neurotransmisores, entre ellos la serotonina, la cual depende esencialmente de los niveles de triptófano que le lleguen. Estos niveles suelen ser muy bajos (y esto explicaría la gran cantidad de personas que padecen insomnio) ya que están interdependientes a su vez de la cantidad de ácido nicotínico que exista en la dieta, la cual emplea al aminoácido para su síntesis.

Por tanto, si a la poca cantidad que existe en los alimentos y lo poco estable que es al calor, añadimos las demandas requeridas para la síntesis de la vitamina PP, comprenderemos la necesidad de tomar suplementos de este aminoácido.

Este efecto debe ser tenido muy en cuenta cuando tratemos enfermedades carenciales en Nicotinamida, como la pelagra o seudo pelagra, ya que una carencia de triptófano puede aumentar las avitaminosis y hacerla difícil de solucionar.

Su dependencia es aún mayor si tenemos en cuenta que las posibilidades de que pueda ser utilizado en el organismo dependen también de la proporción del resto de los aminoácidos esenciales, en especial la tirosina y la fenilalanina, los cuales como sabemos intervienen también en la misión de favorecer la acción de los neurotransmisores.

Pero no acaban ahí todos los problemas de este decisivo aminoácido, ya que incluso la dieta le afecta mucho, especialmente si es rica en carbohidratos y pobre en proteínas.

Si la alimentación es rica en azúcares se incrementa el nivel de serotonina, la cual demanda mayor cantidad de triptófano para elaborarse. Este aumento puede darse si no ha sido utilizado previamente para otros requerimientos corporales, como puede ocurrir en los trabajos intelectuales intensos, los cuales aprovechan la facultad del aminoácido para atravesar la barrera cerebral e incorporarse así rápidamente a las demandas. No hay pues metabolización previa, ni problemas que puedan interferir su acción.

No obstante, este efecto puede ser utilizado en nuestro beneficio ya que si como sabemos el triptófano es un inductor al sueño podemos tomar una comida rica en hidratos de carbono si queremos tener un sueño placentero o rica en proteínas si deseamos estar alerta en ese momento.

Por tanto, y como efecto secundario añadido, una moderada ingestión de hidratos de carbono a media mañana, junto a un suplemento de triptófano, evitará que se declare un apetito excesivo por ansiedad, contribuyendo así a adelgazar.

Síntomas carenciales:

Aunque no de una manera absoluta, como ocurre en las avitaminosis, la carencia de triptófano puede dar lugar a una gama muy extensa de patologías o al menos que la administración del aminoácido puede solucionar problemas, aunque no sean estrictamente carenciales.

Por desgracia las autoridades sanitarias han obligado a retirar del mercado todos los preparados dietéticos que contenían triptófano y es casi imposible encontrar suplementos de él ni siquiera en farmacias. De cualquier manera, siempre podemos tomar suplementos en los cuales estén diferentes aminoácidos, entre ellos el triptófano o alimentos ricos en él.

Su acción sobre los neurotransmisores permite tratar con éxito aquellas enfermedades cardiovasculares en las cuales el estrés se manifieste con ansiedad, taquicardias o arritmias, con mucho más motivo cuando no existan alteraciones en la pared arterial, como ocurre en la arteriosclerosis.

El angino espasmo, dolor precordial que se percibe en la crisis de la angina de pecho, es una buena aplicación para tomar triptófano.

Sin embargo, será su utilidad en el tratamiento del insomnio crónico o circunstancial la que más importancia ha adquirido en los últimos años, aunque por desgracia los laboratorios farmacéuticos no han sacado ningún compuesto rico en este aminoácido.

Hay quien opina que el problema es que, si se hubiera comercializado y dada su gran efectividad e inocuidad, hubiera dejado obsoletos a preparados farmacéuticos de consumo millonario. De ser así, una vez más el enfermo -el consumidor- se ha visto seriamente perjudicado por maniobras comerciales de los laboratorios.

Las experiencias dejaban bien claro que una pequeña dosis de triptófano antes de irse a la cama provocaba una discreta somnolencia que invitaba a dormir. Este efecto era totalmente inocuo, reversible si la persona se esforzaba, y podía ser administrado incluso a niños o enfermos graves sin ningún efecto secundario, ni en ese momento ni al despertarse, lo cual se realizaba con total relajamiento y sin el embotamiento de los somníferos habituales.

Además, las experiencias que se hicieron con medidores de las ondas cerebrales durante el sueño comprobaron que el sueño era profundo, sin alteraciones del ritmo e incluso sin pesadillas, algo que nunca lograron los medicamentos.

Tampoco existía hábito o dependencia del producto una vez suspendido el tratamiento, lográndose, además todos los demás beneficios que aporta un suplemento de este aminoácido esencial.

Otra gran ventaja del triptófano es que puede ser tomado durante el día como relajante, ya que no provoca sueño en las horas diurnas, pudiéndose incluso conducir pues la alerta intelectual y los reflejos no quedan disminuidos.

El triptófano actuaría solamente cuando el individuo deseara dormir y no en cualquier momento.

Sus efectos sobre el psiquismo y el sistema nervioso le llevan a ser también un buen tratamiento contra la ansiedad, la irritabilidad e incluso la depresión, quizá por su dependencia de otros aminoácidos antidepresivos como la tirosina y la fenilalanina. Juntos constituyen uno de los remedios más eficaces y rápidos que existen para el tratamiento de las crisis depresivas y todo sin efectos secundarios.

Quizá sea su acción conjunta con estos aminoácidos o por el estímulo que supone a la producción de serotonina y endorfinas, lo cierto es que las aplicaciones como antidepresivo del triptófano son muy notables.

Esta acción sobre las hormonas endógenas es bastante más amplia de lo que a primera vista parece, ya que si como sabemos influye sobre ellas es lógico pensar que el abanico de posibilidades terapéuticas es enorme.

Las últimas experiencias nos hablan de que una dosis de triptófano diaria puede servir para aumentar la tolerancia al dolor y si es así no solamente nos podríamos encontrar con un nuevo analgésico, ahora más inocuo que los anteriores, sino que podríamos conseguir reducir la dosis de morfina en los enfermos de cáncer, efecto suficientemente importante como para que fuera digno de un estudio serio.

También sabemos que es útil para tratar trastornos de la conducta, en especial manías o fobias, así como neurosis y neurastenias que hasta ahora solamente se pueden tratar con ansiolíticos, una terapia demasiado generalizada para que pueda ser eficaz en problemas tan dispares.

No se sabe si ciertamente la mayoría de las enfermedades del comportamiento se deben a carencias de algún elemento nutritivo, como pudiera ser un aminoácido, o alteraciones orgánicas aún no definidas, pero lo que parece lógico pensar es que si hay componentes naturales que son capaces de curar estas enfermedades es porque aún no sabemos casi nada del cuerpo humano. Por tanto, parece sensato administrar en primer lugar alguno de estos nutrientes inocuos.

Aplicaciones no carenciales:

Cualquier tipo de dolor, sea crónico agudo, como terapia sola o combinada con los fármacos habituales, lo que permitirá reducir la dosis de éstos.

 Insomnio crónico o para quitar poco a poco la dependencia a los hipnóticos utilizados.

Para tratar problemas de ansiedad o emocionales que cursen con tristeza, apatía, depresiones o neurosis.

 En casos de obesidad por bulimia.

Cantidad aproximada de este aminoácido por cada 100 gr. de proteína:

Trigo integral: 1,2

Harina: 0,8

Soja: 1,4

Arroz: 1,3

Patata: 2,1

Cacahuete: 1,0

Avena: 1,3

Pescado: 1,2

Carne: 1,4

Leche:
Hígado de vaca: 1,5

Gelatina: 0,0

Huevo: 1,7

Maíz: 0,6

Pan: 1,2

3.8. VALINA

$C_5 H_{11} O_2 N$

Aminoácido esencial ramificado empleado conjuntamente con otros similares en los tratamientos para el desarrollo muscular.

Sus efectos por tanto son muy rápidos y decisivos ya que se incorporan de manera inmediata a la estructura muscular, siempre y cuando guardemos las precauciones necesarias: emplearlos de manera aislada, sin mezclar con otros compuestos o aminoácidos que puedan dar lugar a competencias (esto incluye tomarlos alejados de las comidas) y para un efecto más intenso hay que realizar ejercicio muscular media hora después.

Al no necesitar la acción del hígado para su metabolismo este tipo de aminoácidos se comportan como una hormona anabolizante, aunque por supuesto sin ninguno de sus efectos secundarios.

Síntomas carenciales:

No se conocen enfermedades dependientes exclusivamente de la carencia de este aminoácido, aunque es caso seguro que las alteraciones que se curan con su administración se deban más que nada a carencias múltiples de aminoácidos, bien sea por desnutrición o por catabolismo excesivo.

Como ya sabemos los traumatismos, las hepatopatías, las operaciones quirúrgicas, las grandes quemaduras y el deporte de competición, demandan cantidades muy altas de aminoácidos, especialmente aquellos de cadena larga.

Por ello lo emplearemos en todas aquellas patologías en las cuales sea imprescindible un aumento de la capacidad regenerativa de la piel, músculos o huesos, así como en las hepatopatías.

Aplicaciones no carenciales:

Épocas de fuerte entrenamiento deportivo para aumentar la resistencia al cansancio y mejorar la masa muscular.

Escaso desarrollo estatural en jóvenes.

Delgadez.

Problemas emocionales ligados a escaso desarrollo corporal, como son la bulimia (hambre excesiva compulsiva), insomnio, nerviosismo o drogadicción.

Cantidad aproximada de este aminoácido por cada 100 gr. de proteína:

Trigo integral: 4,3

Harina: 4,1

Soja: 5,3

Arroz: 6,2

Patata: 5,3

Cacahuete: 4,4

Avena: 5,5

Pescado: 6,0

Carne: 5,5

Leche: 7,0

Hígado de vaca: 6,0

gelatina: 2,8

Huevo: 7,8

Maíz: 5,3

Pan: 0,0

4. AMINOÁCIDOS NO ESENCIALES:

4.1. ÁCIDO GLUTÁMICO

C5 H9 04 N

El primero de la larga lista de aminoácidos no esenciales, esto es, que pueden ser sintetizados por el organismo, pero siempre y cuando se den las circunstancias adecuadas para ello,

Considerado un elemento esencial en el desarrollo intelectual y memorístico, el ácido glutámico está presente en la mayoría de los preparados farmacéuticos y dietéticos orientados a este fin.

Su forma activa, la L-Glutamina, es capaz de atravesar la barrera hemato-encefálica e incorporarse inmediatamente a las funciones que le son propias.

Funciones orgánicas:

Se puede considerar como un componente esencial de todas las funciones cerebrales ya sea directamente o como precursor de neurotransmisores como el ácido gamma amino butírico.

Es importante en la regulación del azúcar y de la tolerancia a la glucosa, participando en el metabolismo de los hidratos de carbono y controlando las necesidades orgánicas de consumir azúcar.

Es un desintoxicante cerebral y regula la producción de amoniaco, especialmente cuando hay consumo excesivo de alcohol o drogas.

En unión al ácido cítrico interviene en la producción de energía muscular.

 Participa en todas las funciones cerebrales ligadas a la inteligencia, la capacidad de concentración y la memoria en unión a los fosfolípidos.

Mejora la digestión de las proteínas al aumentar la cantidad de ácidos gástricos.

Evita la demencia senil.

Facilita la acción del ácido fólico y trabaja en sinergia con la vitamina B-6 y ácido pangámico.

Participa en la transformación del amoniaco en urea.

Aplicaciones no carenciales:

Como ya sabemos, los aminoácidos no carenciales como éste no cuentan con una patología específica, pero sus aplicaciones terapéuticas son muy extensas, encontrándose en el mercado dietético multitud de compuestos que lo emplean, básicamente, para mejorar la memoria. Estas son algunas de las aplicaciones más comunes:

 Mejorar las facultades intelectuales en niños o en personas sometidas a duros esfuerzos memorísticos. Su forma activa, la L-Glutamina, se puede emplear incluso dos horas antes del estudio.

Prevención de las lagunas mentales y demencias propias de la vejez.

Potenciar los efectos de los antidepresivos, aunque no se debe emplear en casos de angustia o ansiedad ya que puede producir nerviosismo.

Acúfenos

Eliminar la fatiga intelectual.

Aumentar los reflejos en exámenes de tipo físico, como conducir vehículos o pruebas deportivas de concentración.

Curar los efectos tóxicos de las borracheras en unión a la vitamina B-6.

Como preventivo en las náuseas y vómitos del embarazo y para ayudar al buen desarrollo intelectual del feto.

Mala digestión de las proteínas por carencia de ácidos gástricos.

Somnolencia después de las comidas.

Sensibilidad extrema a las bebidas alcohólicas, incluidas las de baja graduación.

Deliriums tremens y alucinaciones.

Drogadicción en general.

Para quitarse el hábito de beber café o té.

Trastornos del lenguaje en los niños como timidez, tartamudeo, autismo o pesadillas.

Cantidad aproximada de este aminoácido por cada 100 gr. de proteína:

Trigo integral: 29,0

Harina: 0,0

Soja: 18,4

Arroz: 0,0

Patata: 0,0

Cacahuete: 17,4

Avena: 0,0

Pescado: 12,7

Carne: 17,0

Leche: 21,5

Hígado de vaca: 10,6

Gelatina: 10,0

Huevo: 12,6

Maíz: 0,0

4.2. ARGININA

C6 H14 02 N4

Este es otro de los aminoácidos no esenciales que, sin embargo, es ampliamente utilizado en todo el mundo desde su síntesis. Precusor del aminoácido ornitina y de la urea, es un constituyente esencial de la hemoglobina, de las proteínas elastina y colágeno, así como de la formación de la insulina pancreática y del Glucagón, compuesto éste último empleado en medicina.

Sintetizado parcialmente por el aminoácido esencial citrulina, la arginina se piensa que es capaz de estimular la producción de la hormona hipofisaria Somatotropa, la cual es la máxima responsable del crecimiento humano mientras dura la actividad de la glándula pituitaria. Sin embargo, estudios posteriores han demostrado que esta facultad puede extenderse a edades muy superiores e incluso a la vejez, lo que explicaría su uso cada vez más extendido en los tratamientos rejuvenecedores. Esta propiedad y el hecho de que forme parte del líquido seminal ha motivado un creciente interés por este aminoácido tanto en la dietética como en medicina.

Funciones orgánicas:

La mayoría de las posibilidades terapéuticas que se nombran a continuación no han sido confirmadas por todos los investigadores y esto nos deja la duda de cuál es el factor o las circunstancias que motivan el que este aminoácido haga efecto en algunas personas y en otras no.

Su unión al aminoácido Lisina, el cual comparte muchas de sus acciones terapéuticas, tampoco proporciona resultados más estables que cuando se emplea en solitario.

Estas son algunas de sus aplicaciones más confirmadas:

Estimula la formación de la hormona del crecimiento, aunque se cree que solamente cuando existe déficit. En este sentido un niño cuya genética le obligue a ser de estatura pequeña no crecerá más con su administración.

Estimula el desarrollo de la masa muscular en los adultos por su efecto favorable a la síntesis de las proteínas.

Ayuda a bajar de peso en los pacientes cuyas grasas corporales se movilicen poco como energía, especialmente si la unimos a la Carnitina.

Mejora la respuesta del sistema inmunitario, especialmente de los linfocitos de la serie T3 e impide la proliferación de células malignas aún no metastásicas. También impide la acumulación excesiva de amoníaco cerebral por lo que ayuda a eliminar rápidamente el alcohol etílico en las borracheras.

Favorece la acción de otros aminoácidos, especialmente los ramificados de cadena larga y aquellos cuya acción es decisiva en el cerebro.

Junto a la vitamina E ayuda a la producción del líquido seminal, favoreciendo la proliferación y madurez de los espermatozoos.

Protege al hígado de la acción de los tóxicos e impide su degeneración grasa.

Mejora la cicatrización de las heridas y restablece la piel normal en las quemaduras.

Tiene un importante efecto rejuvenecedor masculino por sus efectos sobre la esfera genital, la próstata, la calidad de la pared arterial y el metabolismo del calcio.

Colabora en el aprovechamiento del manganeso corporal, el cual es uno de los oligoelementos más importantes.

Controla los niveles de colesterol.

Tiene algún efecto positivo en la memoria del anciano, especialmente unido a la Glutamina.

Mantiene los tendones con buena elasticidad.

Otras aplicaciones no carenciales:

Estrés, cansancio extremo, envejecimiento prematuro y desgaste físico en los deportistas.

Golpes o traumatismos en personas mayores.

Consumo de alcohol continuado, junto a vida sedentaria y exceso de colesterol en sangre.

Deportistas que utilizan anabolizantes hormonales.

Obesidad y vida sedentaria con exceso de grasas animales en la dieta.

Coma insulínico.

Fibrosis cística.

Cantidad aproximada de este aminoácido por cada 100 gr. de proteína:

Trigo integral: 4,3

Harina blanca: 3,9

Soja: 7,3

Arroz: 7,2

Patata: 5,0

Cacahuete: 10,6

Avena: 6,8

Pescado: 7,4

Carne: 7,7

Leche: 4,2

Hígado: 6,6

Gelatina: 8,2

Huevo: 7,0

Maíz: 4,8

Pan: 5,3

4.3. ASPARTATO

C4 H2 04 N

El ácido aspártico, cuyo nombre viene obviamente del espárrago, el cual lo contiene en cantidades altas, es un aminoácido no esencial que interviene en el ciclo de la urea, siendo capaz de sintetizar ácido glutámico a partir de la glucosa.

En la naturaleza lo encontramos como elemento que interviene en el transporte del nitrógeno, mientras que en el cuerpo humano cumple una importante función en el mantenimiento de las funciones cerebrales, en parte por su acción decisiva sobre el metabolismo del ácido glutámico.

Utilizado desde hace tiempo como energético en multitud de fórmulas, unido a sales minerales como el sodio y el potasio, se comporta como un nutriente que es capaz de aprovechar productos catabólicos para incorporarlos de nuevo a la cadena energética.

Funciones orgánicas:

Al igual que el ácido glutámico, interviene en la eliminación del amoníaco cerebral.

Mejora el aprovechamiento del glucógeno hepático.

Potencia el intercambio celular de los minerales sodio y potasio.

Evita la excesiva excreción del potasio renal.

Participa en la metabolización de otros minerales como el calcio, el zinc y el magnesio.

Mantiene las contracciones cardiacas, evitando las arritmias.

 Regula el nivel de transaminasas hepáticas.

 Es energético cerebral y muscular.

Regula la producción de urea.

Actúa en unión a las vitaminas B-1 y B-2 en el buen mantenimiento del sistema nervioso.

Cantidad aproximada de este aminoácido por cada 100 gr. de proteína:

Trigo integral: 0,0

Harina blanca: 0,0

Soja: 3,7

Arroz: 0,0

Patata: 0,0

Cacahuete: 0,0

Avena: 0,0

Pescado: 3,0

Carne: 6,0

Leche: 0,0

Hígado: 4,0

Gelatina: 15,3

Huevo: 0,0

Maíz: 0,0

4.4. CARNITINA

No fue considerado un aminoácido importante hasta hace muy pocos años, cuando se descubrió su papel en las funciones cardíacas.

Aunque no es un aminoácido esencial puesto que se sintetiza a partir de la metionina y la lisina en el hígado, hoy día es un nutriente más a tener en cuenta ya que, entre otras acciones, participa en el ciclo oxidativo de las grasas.

Su presencia fue descubierta en los tejidos musculares, también en el miocardio, en unión al hierro y la vitamina C, comprobándose que una deficiencia de carnitina provocaba dificultad en el aprovechamiento de las grasas como materia energética.

Funciones orgánicas:

Tiene unas propiedades extraordinarias para asegurar, vía energética, la continuidad de las contracciones cardíacas en situaciones deficitarias, asegurando las funciones del corazón incluso en ancianos y en presencia de insuficiencias serias.

En su presencia las grasas son transportadas al interior de la mitocondria, lo que facilita la cadena energética de reserva y con ello evita la acumulación posterior en el tejido adiposo de la grasa no utilizada.

Dada su gran dependencia de la lisina, en un régimen pobre en carnitina se dan con frecuencia acúmulos de grasa no aprovechable en tejidos receptivos, como son la corteza hepática, las paredes arteriales y por supuesto la piel, dando lugar también a insuficiencia biliar por éxtasis.

Su presencia por tanto es imprescindible para todo el metabolismo graso, controlar el colesterol sanguíneo, ajustar la tasa de triglicéridos a los requerimientos diarios y mejorar el aporte de oxígeno a todos el sistema muscular y cardíaco.

Como energético es capaz de proporcionar energía en los deportes de larga duración, evitar que el corazón aumente peligrosamente sus pulsaciones, prevenir la fatiga muscular en los obesos e incrementar la resistencia a la fatiga en general.

Últimos experimentos le dan alguna propiedad en la síntesis de las prostaglandinas y el buen aprovechamiento de las vitaminas D y E, por lo que quizás tenga algún efecto positivo en la fertilidad masculina y la función ovárica.

El hecho de que se hayan encontrados cantidades muy altas de carnitina en los músculos y los testículos del toro han hecho pensar a los investigadores que pudiera ser un aminoácido con especial acción sobre el varón, aunque esto no ha podido ser contrastado todavía.

Dado que tiene la propiedad de poderse acumular en el tejido muscular, es posible que tomando dosis continuadas podamos disponer de cierta cantidad de reserva para casos de emergencia.

La forma más útil es como L-carnitina y se encuentra ampliamente difundida en productos farmacéuticos y dietéticos.

Enfermedades no carenciales:

Dado que las carencias de carnitina no son todavía demostrables, salvo por motivos genéticos, podemos utilizarla por sus interesantes propiedades terapéuticas en:

Disminución de la síntesis de proteínas en las hepatopatías graves.

Pérdidas de proteínas en las diálisis y en la insuficiencia renal crónica.

En la hipoglucemia que curse con debilidad muscular.

En todos los trastornos del metabolismo de las grasas, tales como hipercolesterol, obesidad, hígado graso, arteriosclerosis, etc.

➡️ Todas las cardiopatías, especialmente aquellas que cursen con isquemias repetidas. Corazón senil y especialmente la angina de pecho de repetición.

Cetosis en los niños y diabéticos.

Anorexia y falta de ácidos grasos alimentarios.

Esterilidad masculina por falta de movilidad de los espermatozoides.

➡️ Cualquier situación de debilidad muscular crónica o por sobreesfuerzo.

Heridas, traumatismos y enfermedades debilitantes, así como baja resistencia a las infecciones.

Diabetes.

Distrofias musculares progresivas, esclerosis múltiple y ataxias.

Déficit de nutrientes grasos o mala digestión de estos.

Tratamiento posterior al infarto de miocardio.

Flebitis.

4.5. CISTINA

C4 H8 02 NS2

Aminoácido no esencial azufrado, el cual posee unas interesantes propiedades como antioxidante, además de ser un elemento decisivo en la eliminación del mercurio. Sintetizado a partir del azufre, la serina y la metionina, todos ellos nutrientes azufrados, es, sin embargo, el más activo de todos, empleándose abundantemente en medicina como homocisteína.

Su forma primaria, la cisteína, es el paso previo para su forma activa la cistina, aunque ambas pueden tener las mismas propiedades terapéuticas dada su fácil conversión.

Funciones orgánicas:

Su papel como antioxidante ya le confiere propiedades muy interesantes en la lucha contra la formación de radicales libres y toda la patología que conlleva.

Forma parte del enzima glutatión reducido el cual ya hemos estudiado y que como sabemos posee propiedades muy importantes para el tratamiento de las enfermedades hepáticas, las cataratas incipientes, las alergias y la fatiga, sin olvidar su efecto como rejuvenecedor.

La cistina interviene en la formación del Coenzima A, en la maduración de los linfocitos macrófagos (aquellos que digieren a las bacterias) y que evitan los residuos tóxicos que quedan después de una invasión bacteriana, actuando como un agente conductor de ciertos metales pesados los cuales elimina a través del aparato digestivo.

Actúa como eficaz mucolítico en todas las enfermedades bronquiales, manteniendo la elasticidad del tejido bronquial evitando la fibrosis pulmonar.

Al formar parte de las numerosas proteínas corporales, como las del pelo, uñas, elastina y colágeno, mantiene la integridad y la salud de la piel y tejidos anexos, por lo que es normal verle incluido en numerosos productos cosméticos.

Es un protector de numerosos nutrientes, como los aminoácidos taurina, alanina y glicina, así como de la piridoxina, por lo que se considera un catalizador importante para el aprovechamiento de ellos y recomendándose su utilización conjunta en casos de avitaminosis o carencias proteicas.

Como antioxidante protege además de todo tipo de radiaciones negativas, sean procedentes de los rayos X o ultravioleta.

Es un eficaz agente contra los efectos perniciosos del tabaco, bien sea a través de su acción sobre la mucosa bronquial, limpiando los bronquiolos de elementos mucosos, o actuando directamente sobre la nicotina.

Estimula la síntesis de las proteínas, ayuda a la absorción del hierro, evita la acumulación excesiva de cobre en los tejidos y ayuda a formar las sales biliares.

Su presencia es importante en la diabetes por su acción sobre el factor de tolerancia a la glucosa y el metabolismo del cromo, actuando en la digestión a través de los enzimas digestivos.

Aplicaciones no carenciales:

De modo resumido podemos emplearlo en:

Intoxicación por metales pesados, radiaciones o tabaco.

Deficiencias de antioxidantes o vitaminas B-6 y Biotina.

Fallos en el sistema inmunitario de los macrófagos.

Enfermedades bronquiales que cursen con mucosidad abundante y fibrosis.

 Carencia de elasticidad en la piel, el pelo o las uñas.

 Enfermedades cutáneas con descamación, eczemas o piel seca.

Heridas que no cicatrizan por falta de elasticidad cutánea. Quemaduras.

Falta de grasas en la alimentación, especialmente insaturadas.

 Riesgo de formación de trombos por hiperviscosidad sanguínea.

Poca elasticidad en la pared venosa.

Nota:

Para los problemas de piel hay que administrarla como L-cistina.

Es útil administrarla unida a otros aminoácidos azufrados, entre ellos la metionina, ya que así se facilita su absorción., en unión también a la vitamina B-6, la B-1 y la C.

Cantidad aproximada de este aminoácido por cada 100 gr. de proteína:

Trigo integral: 1,9

Harina blanca: 1,8

Soja: 1,9

Arroz: 1,3

Patata: 1,3

Cacahuete: 1,6

Avena: 1,8

Pescado: 1,2

Carne: 1,2

Leche: 1,0

Hígado: 1,4

Gelatina: 0,1

Huevo: 2,3

Maíz: 1,5

4.6. GLICINA

C2 H3 02 N

Este es otro aminoácido no esencial que forma parte del Glutatión reducido, compuesto que como ya sabemos es decisivo para las funciones hepáticas de desintoxicación.

Funciones orgánicas:

Interviene en la formación de los ácidos nucleicos, en la producción de sales biliares y en la regulación de las transaminasas hepáticas. Es constituyente esencial en la formación del tejido colágeno y la elastina, favoreciendo la síntesis de las proteínas y los ácidos nucleicos y por ello la formación del tejido muscular.

Es un potente regenerador cutáneo y actúa como reparador de tejidos dañados en las heridas y traumatismos, evitando la formación de queloides y tejidos no elásticos. Este efecto se ve potenciado por la acción de la arginina y la creatinina, sustancias ambas muy importantes en la formación de tejido sano.

Estimula la absorción de los otros aminoácidos a nivel digestivo, favoreciendo su transformación en proteínas específicas.

Regula la acción de los neurotransmisores, actuando como frenador en aquellas patologías en las cuales hay un exceso en la actividad nerviosa.

Favorece también la función de otros nutrientes que intervienen en el desarrollo intelectual y cerebral.

Aplicaciones no carenciales:

Lo podemos emplear en todos los casos de poco desarrollo muscular, especialmente si va unido a hepatopatías.

En la reparación de los tejidos dañados por traumatismos o que se regeneran con lentitud, como ocurre en la vejez.

Es útil en todas las patologías del sistema nervioso que afecten a la espina dorsal y por ello es correcto emplearlo en la distrofia muscular, la esclerosis múltiple, la ataxia, el parkinsonismo o la espina bífida.

Mejora los estados emocionales que cursan con ansiedad, irritabilidad o agresividad, así como los trastornos del sueño en los que hay pesadillas.

Estabiliza y regula la producción de ácidos gástricos y es un apoyo para la regulación de las tasas de colesterol al mejorar la absorción de los ácidos grasos esenciales, al mismo tiempo que frena la excesiva motilidad intestinal.

Es un factor antienvejecimiento al estimular de nuevo la glándula pituitaria y evitar la hipertrofia de la próstata.

Regula también otras glándulas endocrinas como el páncreas y los genitales.

Controla las alteraciones del ritmo cardiaco como las arritmias, extrasístoles y taquicardias.

Cantidad aproximada de este aminoácido por cada 100 gr. de proteína:

Harina blanca: 7,0

Soja: 4,6

Arroz: 0,0

Patata: 0,0

Cacahuete: 5,0

Avena: 0,0

Pescado: 5,6

Carne: 5,0

Leche: 2,3

Hígado de vaca: 6,3

Gelatina: 23,6

Huevo: 3,7

Maíz: 0,0

Pan: 0,0

4.7. HISTIDINA

C6 H9 02 N3

Aminoácido no esencial que, sin embargo, cumple con una función vital, como es el ser un precursor de la histamina. Esta sustancia que liberada en cantidades importantes puede desencadenar serios problemas de salud, no es algo nefasto en nuestro organismo sino un aviso de que nuestra salud está en peligro.

Sin su presencia, ante un antígeno podría desencadenarse una crisis alérgica de consecuencias graves o mortales. Por tanto, de los niveles de este aminoácido depende en gran manera la cantidad de histamina corporal.

Funciones orgánicas:

Centrándonos en su misión más importante, la formación y acción de la histamina, encontramos que es decisiva en todas las funciones de este neurotransmisor, entre ellas la de evitar la acumulación de metales y oligoelementos, permitiendo que puedan realizar las funciones que les son propias. Entre ellos tenemos al cobre, el hierro y el zinc.

Sabemos también que la histidina es necesaria para el equilibrio del sistema nervioso y que sus alteraciones o carencias pueden dar lugar a esquizofrenias, delirios y psicosis graves. En los casos leves podemos encontrar náuseas y vómitos de la embarazada por rechazo al niño, fatiga por falta de motivación, anorexia nerviosa por exceso de peso o ansiedad.

Los deseos de suicido en las depresiones son también una indicación para la histidina.

Como regulador de la histamina interviene en todos los procesos de naturaleza alérgica, protegiendo a los tejidos y células contra los antígenos, al mismo tiempo que potencia el sistema inmunitario. Con su administración podemos controlar los efectos espectaculares que suele producir la histamina y eliminar los anticuerpos causantes, protegiendo a los mastocitos.

Por ello se está empezando a emplear en las enfermedades autoinmunes, para las cuales apenas si hay tratamientos. Algunas de ellas, como el vitíligo, la hepatitis crónica, la artritis reumatoide o la esclerosis múltiple, podrían verse beneficiadas con dosis extras de histidina, aunque no hay nada confirmado en este aspecto.

También sabemos que estimula el crecimiento en los niños, regula el sistema nervioso hiperexcitado, controla la tensión arterial alta producida por estrés, favorece la formación de las células sanguíneas y tiene un buen efecto en potenciar la libido.

Aplicaciones no carenciales:

En general, cualquier inmunodeficiencia o enfermedad autoinmune.

En las intoxicaciones por metales pesados o por exceso de metales en la dieta en unión a la vitamina C.

Para mejorar la digestión de las proteínas.

Como protector de la vaina de mielina de los nervios.

Para mejorar la respuesta sexual en ambos sexos en unión a la arginina y metionina.

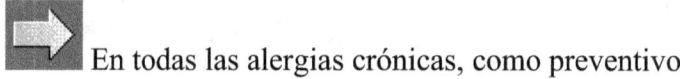 En todas las patologías del comportamiento, especialmente las más intensas, incluido el deseo de suicidio. Por supuesto, en estos casos siempre bajo control de un médico psiquiatra.

En todas las alergias crónicas, como preventivo.

En las anemias por mala quelación de hierro.

Cantidad aproximada de este aminoácido por cada 100 gr. de proteína:

Trigo integral: 2, 2

Harina blanca: 2,0

Soja: 2,9

Arroz: 1,7

Patata: 2,2

Cacahuete: 2,1

Avena: 2,0

Pescado: 2,6

Carne: 3,3

Leche: 2,8

Hígado de vaca: 2,5

Gelatina: 0,9

Huevo: 2,4

Maíz: 2,5

Pan: 2,3

4.8. ORNITINA

Aminoácido no esencial dependiente del consumo de Arginina, con quien comparte la mayoría de las acciones farmacológicas. Además, es capaz de sintetizar durante el ciclo de la urea a otros aminoácidos como el ácido glutámico y la prolina.

Su acción anabolizante es muy intensa y puede entrar incluso en la mitocondria.

Funciones orgánicas:

Regula el ciclo de la urea, pudiendo incluso aprovecharlo para volver a elaborar nuevos aminoácidos esenciales y evita la formación de amoníaco cerebral.

Fortalece el sistema inmunitario, especialmente la acción de los linfocitos de la serie T3, los más activos contra las invasiones bacterianas.

Activa el metabolismo de las grasas, evitando los depósitos en las arterias e hígado y permitiendo que pueda ser utilizado en la cadena energética.

Colabora en la síntesis de las proteínas, tienen efecto protector sobre el hígado y ayuda a la conversión de los aminoácidos en proteínas específicas.

Estimula el sistema nervioso deprimido.

Favorece la regeneración de los tejidos cutáneos dañados y mantiene la integridad del ADN, favoreciendo el crecimiento celular sano.

Mejora el número de espermatozoides, ayudando a su maduración y longevidad.

Mantiene el tejido muscular y tendinoso en buen estado, contribuyendo a la elasticidad de los tendones.

Contribuye al mantenimiento del peso corporal y evita la acumulación de las grasas en el tejido adiposo.

Favorece el desarrollo muscular y el crecimiento en los jóvenes.

Aplicaciones no carenciales:

Aunque es difícil encontrarlo en el mercado aislado de los suplementos dietéticos, su utilidad podría ser:

▶ Mantenimiento de la elasticidad muscular, ligamentosa y tendinosa.

Impedir las atrofias musculares por falta de ejercicio o por enfermedades distróficas causadas por un sistema nervioso defectuoso.

Evitar la formación excesiva del amoniaco y la urea.

Reforzar las defensas y la fecundidad masculina.

Proteger al hígado de la degeneración grasa y de la carencia de proteínas.

Impedir las lesiones arterioscleróticas.

4.9. PROLINA

C7 H12 04 N2

Tiene una acción similar a la de la vitamina C, en cuanto a su acción sobre el colágeno, y es por eso que se está utilizando ampliamente en cosmética para prevenir las arrugas.

El cuerpo humano la transforma en hidroxiprolina, una forma más activa en el trabajo de relleno cutáneo, al mismo tiempo que confiere una gran elasticidad a la epidermis, los tendones y ligamentos.

Favorece también la acción de los neurotransmisores y permite así que se liberen mayor cantidad de endorfinas u hormonas de la felicidad, como alguien las ha considerado.

▶ Sus acciones estarían, por tanto, centradas en mantener una piel sana y bella, así como en actuar sobre el tejido cerebral.

Funciones orgánicas:

Impedir el resecamiento prematuro de la piel y la pérdida de elasticidad, contribuyendo a crear el tejido de relleno que mantendrá la piel libre de arrugas. Evita la pérdida de elasticidad propia de la vejez, siendo de gran ayuda en deportistas.

Colabora también en la restauración de los tejidos dañados por heridas o traumatismos.

Mantiene la bolsa sinovial de las articulaciones en buen estado y ayuda a la formación del líquido sinovial.

Es un buen antidepresivo si se usa en unión a la fenilalanina.

Junto a la arginina es un anabolizante de efecto rápido, aunque moderado.

Junto al sílice, mantiene los ligamentos en buen estado y con la suficiente solidez para que no se disloquen las articulaciones al realizar esfuerzos musculares intensos.

Cantidad aproximada de este aminoácido por cada 100 gr. de proteína:

Harina integral. 8,2

Soja: 5,0

Pescado: 3,0

Carne: 6,0 (Hidroxiprolina 1,0)

Hígado: 4,0

Gelatina: 15,3 (Hidroxiprolina 13,0)

4.10. SERINA

C2 H7 03 N

Empleado esencialmente como cosmético por sus propiedades como hidratante de la piel, este aminoácido no esencial tiene un cierto interés por participar en la síntesis del glucógeno hepático y por tanto en el metabolismo energético.

Funciones orgánicas:

Tiene efectos anabolizantes en unión a la coenzima B-12 y el aminoácido lisina.

Debe formar parte del ciclo de otros aminoácidos, como la cistina, la prolina y la treonina, para poder ejercer sus acciones metabólicas, al mismo tiempo que potencia la acción de estos.

Es importante para mantener la permeabilidad de las paredes vasculares e impedir su esclerosis.

Participa en la síntesis de la insulina, regulando su presencia en sangre.

Mantiene al hígado en buen estado al colaborar en la captación de la glucosa sanguínea, la cual se transformará en glucógeno.

Evita el envejecimiento prematuro de la piel ayudándola a fijar el agua en sus células.

Cantidad aproximada de este aminoácido por cada 100 gr. de proteína:

Trigo integral: 4,3

Harina blanca: 4,0

Soja: 4,2

Pescado: 4,0

Carne: 6,0

Leche: 4,3

Hígado de vaca: 7,3

Gelatina: 3,5

Huevo: 7,5

Maíz: 8,5

4.11. TIROSINA

C2 H11 03 N

Aunque no es un aminoácido esencial ya que puede ser elaborado por el organismo humano a partir de la fenilalanina, su función es vital para el mantenimiento de la salud por lo que cualquier carencia puede ser grave.

Su papel principal está centrado en la glándula tiroides ya que unido al yodo formará la hormona tiroxina, una de las más importantes en el metabolismo.

Aunque como sabemos este aminoácido puede sintetizarse a partir de la fenilalanina es posible que en numerosas patologías, en las cuales aumenten las necesidades de hormonas, la cantidad existente puede ser insuficiente y dar lugar a insuficiencia de tirosina.

Tal importante es su papel que este aminoácido se encuentra distribuido ampliamente por todo el organismo, incluido el suero y el tejido cerebral.

Funciones orgánicas:

Participa junto a la fenilalanina, al cobre y a las vitaminas C y PABA, en la pigmentación de la piel y pelo.

Es esencial en la formación y acción de neurotransmisores como la dopamina y la norepinefrina.

Participa en el buen funcionamiento de los impulsos nerviosos que llegan al corazón, el cerebro, los bronquios y el útero.

Actúa sobre el sistema emocional, quizás a través del tiroides y de la producción de endorfinas, y su acción es decisiva para mantener un buen estado de alerta, capacidad de respuesta a los estímulos, evitando al mismo tiempo las depresiones.

Modera la acción perjudicial de los antígenos ambientales y frena moderadamente la acción de la histamina liberada en las alergias.

Mantiene la actividad tiroidea en buen estado, participando activamente en el metabolismo energético.

Junto con otras hormonas adrenales regula la tensión arterial.

Forma parte secundaria en el sistema defensivo a través de su acción sobre los leucocitos.

Es un antioxidante moderado a nivel general y bastante activo en neutralizar los radicales libres que se producen por causas ambientales, especialmente de los rayos ultravioleta.

Aplicaciones generales:

 Cualquiera alteración en la pigmentación de la piel o el pelo, especialmente vitíligo. Se puede emplear en estos casos de forma tópica o ingerida, mejor unido a la fenilalanina.

Enfermedades degenerativas del sistema nervioso o cerebral como es el parkinsonismo, la demencia senil, temblores, pérdida de memoria o falta de reflejos. En estos casos hay que unirla a fosfolípidos y vitamina B6.

Depresiones crónicas y agudas., en forma de L-Tirosina

Alergias primaverales.

Bocio, hipotiroidismo y carencia de yodo.

Obesidad.

Bulimia, unida a la fenilalanina y al zinc, níquel y cobalto.

Edemas en las pantorrillas en personas obesas.

Tensión sanguínea descompensada.

Cantidad aproximada de este aminoácido por cada 100 gr. de proteína:

Trigo integral: 4,0

Harina blanca: 3,8

Soja: 4,0

Arroz: 5,7

Patata: 0,0

Cacahuete: 4,4

Avena: 4,5

Pescado: 3,8

Carne: 4,0

Leche: 6,0

Hígado de vaca: 3,9

Gelatina: 0,5

Maíz: 6,0

Pan: 4,4

4.12. TAURINA

Aunque no está considerado un aminoácido básico en la alimentación humana, lo cierto es que sus aplicaciones terapéuticas son tan importantes que obligan a incluirlo en un libro sobre nutrientes esenciales.

Funciones orgánicas:

Aunque es sintetizado a partir de la metionina y la cistina, se puede encontrar en cantidades muy altas en la carne de buey y toro, así como en la leche materna o bovina.

Es un factor importante en la formación de hormonas femeninas, en especial los estrógenos.

 En la niñez parece ser muy importante en el desarrollo intelectual, la potencia muscular y el correcto funcionamiento de los músculos oculares.

Estas funciones se cree que no son tan importantes en la edad adulta, quizá porque entonces el organismo ya puede metabolizar cantidades suficientemente altas de taurina como para cubrir las necesidades.

Estabiliza la excitabilidad nerviosa en la infancia e impide su alteración o degeneración.

Mantiene el líquido encéfalo raquídeo en suficiente cantidad y buen estado.

 Se comporta como un neurotransmisor modulador.

Disuelve las grasas corporales y ayuda a la formación de la bilis.

Controla los niveles de colesterol a través de su acción sobre la vesícula biliar.

Regula la agregabilidad plaquetaria, mejorando la circulación sanguínea en las arterias de pequeño calibre.

Ayuda al buen metabolismo del calcio.

Mejora las funciones endocrinas en general y tiene un positivo efecto antienvejecimiento.

Interviene en el intercambio iónico sodio y potasio.

Es un factor de tolerancia hacia la glucosa.

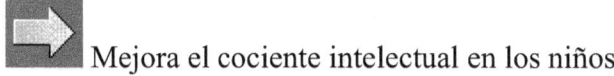Mejora el cociente intelectual en los niños.

Estimula la producción de linfocitos y fagocitos.

Evita la degeneración cerebral en la vejez.

Se puede emplear en:

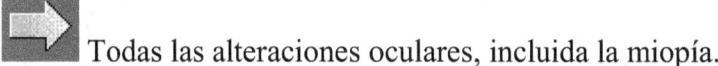Todas las alteraciones oculares, incluida la miopía.

Las jaquecas, migrañas y acúfenos.

Las distrofias musculares y para potenciar el desarrollo muscular.

En la diabetes en unión al Zinc y el cromo.

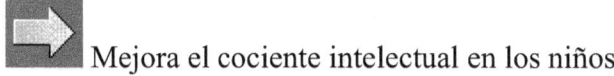En los retrasos mentales de la infancia y la degeneración cerebral del anciano.

Para mejorar las funciones biliares y luchar contra el exceso de colesterol.

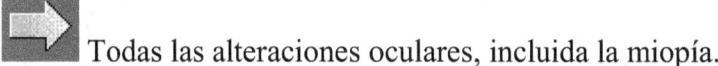Como tratamiento complementario de la epilepsia del niño.

Como protector hepático y cardiaco.

5. RESUMEN

La mayoría de las plantas y microorganismos son capaces de utilizar compuestos inorgánicos para obtener todos los aminoácidos necesarios en su crecimiento, pero los animales y el ser humano necesitan conseguir algunos de los aminoácidos a través de su dieta.

La fibra muscular, por ejemplo, está formada por millares de átomos enlazados entre sí formando una gran tira en forma de muelle, lo que explica su gran facilidad para acortarse y estirarse al menor estímulo nervioso; han convertido la energía de los alimentos en trabajo mecánico.

Los alimentos más ricos en proteínas son las carnes, los pescados, los huevos, la leche, los **cereales**, las **leguminosas**, los frutos secos y las **algas**, aunque prácticamente se pueden encontrar en cualquier clase de tejido vivo.

Una persona con una actividad física media necesitaría un mínimo de 33 gramos de proteínas útiles para cubrir sus necesidades y salvo circunstancias especiales como las mencionadas anteriormente, nunca debería sobrepasar los 50 gramos.

La ignorancia nutritiva se nota en los banquetes, en donde la gente deja la guarnición de patatas con zanahoria, pero el solomillo desaparece de los platos enseguida.

Lo que verdaderamente caracteriza a las proteínas es el estar compuestas de otras unidades menores unidas entre sí, llamadas aminoácidos. Es como un tren con muchos vagones. El tren en conjunto es la proteína, mientras que los vagones son los aminoácidos; sin ellos no hay proteína.

Todos los aminoácidos son esenciales, aunque algunos pueden ser sintetizados por el organismo humano y no necesitan, salvo circunstancias especiales, ser suministrados mediante la dieta.

6. EJERCICIOS DE AUTOEVALUACIÓN

1. ¿Los aminoácidos pueden acumularse? SÍ NO

2. ¿La fenilalanina es un aminoácido esencial? SÍ NO

3. ¿La fenilalanina mejora la memoria? SÍ NO

4. ¿La lisina estimula el crecimiento? SÍ NO

5. ¿El ácido glutámico es un aminoácido esencial? SÍ NO

6. ¿El ácido glutámico se puede emplear para desintoxicar de drogas y alcohol? SÍ NO

7. ¿La arginina estimula la hormona del crecimiento? SÍ NO

8. ¿Cuál es la mejor función de la L-carnitina?

9. ¿Es igual tirosina que tiroxina? SÍ NO

10. ¿Dónde actúa preferentemente la taurina?

6..1. RESPUESTAS A LOS EJERCICIOS DE AUTOEVALUACIÓN

1. NO

2. SÍ

3. SÍ

4. SÍ

5. NO

6. SÍ

7. SÍ

8. Como cardiotónico

9. NO, la tiroxina es una hormona y la tirosina un aminoácido.

10. En la vista y el desarrollo intelectual delos niños.

EXAMEN

1. ¿De qué están compuestas básicamente las bacterias intestinales?

2. ¿Cuántas proteínas vegetales se necesitan para conseguir una proteína de carne?

3. ¿Qué alimento contiene más proteínas, el jamón serrano o el atún?

4. ¿Qué es más básico las proteínas o los aminoácidos?

5. ¿Qué es una proteína de alto valor biológico?

6. ¿Qué es la Utilidad Neta de una proteína?

7. Propiedades de la DL-fenilalina

8. Algún aminoácido con efecto anabolizante.

9. Utilidades del triptófano